Federico Mana

TECNICHE DI RESPIRAZIONE PER APNEA

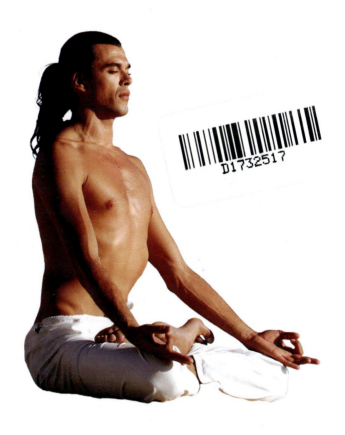

MAGENES

FEDERICO MANA

Nasce in Piemonte nel 1975. Gioca a basket a livello agonistico in Piemonte fino all'età di 20 anni, ma già dall'età di sette anni pratica nuoto ed è attratto dal mare e dai suoi abissi. Nel 1994 si trasferisce a Milano per gli studi e parallelamente inizia ad approfondire la sua formazione nell'apnea e nello yoga.
Si diploma in Ottica e Optometria e per diversi anni lavora e insegna in questo settore. Nel 2002 diventa istruttore Apnea Academy, nel 2003 decide di vivere di mare e si trasferisce in Egitto lavorando come istruttore di apnea e di yoga per oltre quattro anni.
La pratica assidua di queste discipline lo porta ad avvicinarsi al mondo delle competizioni in apnea. Tra il 2007 e il 2009 stabilisce ben sei record italiani diventando uno dei dieci apneisti più profondi al mondo.
Dal 2008 opera come giornalista per riviste di settore ed è autore del libro Tecniche di respirazione per apnea *edito da Magenes.*

RISULTATI UFFICIALI CON OMOLOGAZIONE AIDA:

Luglio 2007	*– 52 m*	*Record italiano in apnea in assetto costante senza pinne*
Novembre 2007	*– 60 m*	*Record italiano in apnea in assetto costante senza pinne*
Agosto 2008	*– 89 m*	*Record italiano in apnea in assetto costante*
Settembre 2008	*– 90 m*	*Record italiano in apnea in assetto costante*
Agosto 2009	*– 92 m*	*Record italiano in apnea in free immersion*
Agosto 2009	*– 100 m*	*Record italiano in apnea in assetto costante*

www.federicomana.com

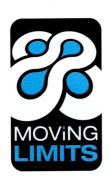

MOVING LIMITS

Moving Limits è un'associazione sportiva che nasce dalla collaborazione tra istruttori di apnea, yoga e professionisti operanti nel settore del benessere.
Moving Limits si prefigge di migliorare gli standard di vita quotidiani attraverso la divulgazione di programmi di formazione multidisciplinari mirando alla presa di coscienza su ciò che l'essere umano fa ogni giorno, ovvero respirare, muoversi, mangiare e pensare.

www.movinglimits.com

www.magenes.it / info@magenes.it

Foto in copertina di **Michele D'Incà** e **Marco Carè**
Progetto grafico della collana e impaginazione Compass Point

© 2008 per i testi Federico Mana / © 2008 per le fotografie Michele D'Incà
© 2008 per le fotografie subacquee Marco Carè
© 2008 Magenes Editoriale – via Mauro Macchi 50 – Milano – tel 02 6671 0816

Terza edizione: febbraio 2010 / Seconda edizione: febbraio 2009 / Prima edizione: luglio 2008
Stampa Fotolito Graphicolor snc – Città di Castello (PG)

Riproduzione vietata – Nessuna parte del testo o delle immagini può essere riprodotta in qualsiasi forma e con qualsiasi mezzo, elettronico o meccanico, senza autorizzazione scritta dell'Editore.

INDICE

pag			
	6	**PREFAZIONE**	
	9	**RINGRAZIAMENTI**	
	11	**1 / INTRODUZIONE**	
	12		Le vie del rilassamento
	13		La potenzialità del respiro
	14		Lo yoga e il pranayama
	15		Accenni all'iperventilazione
	19	**2 / UN PO' DI ANATOMIA**	
	19		Il naso e la bocca
	22		I polmoni
	22		I volumi polmonari
	25		Il diaframma
	27	**3 / LA PRATICA A SECCO**	
	27		Preliminari per una buona pratica delle tecniche di respirazione
	28		Jala neti (la doccia nasale)
	30		Pulizia meccanica attraverso un sutra
	32	**4 / LE POSTURE PER RESPIRARE**	
	33		Padmasa-asâna (la posizione del loto)
	34		Variante 1: Ardha-padma-asâna
	35		Variante 2: Sukha-asâna
	36		Vajra-asâna (la posizione del diamante)
	37		Seduti sulla punta della sedia

pag		
37		Respirazione e cintura addominale
40		Imparare la respirazione diaframmatica
40		Respirazione Addominale
41		Respirazione Toracica
43		Coordinare respirazione toracica e addominale
45		Respirazione Diaframmatica
46		Respirazione Clavicolare
46		Riassunto posturale
47	**5 /**	**LE CARATTERISTICHE DEL RESPIRO**
47		La profondità
48		La frequenza e il rapporto tra inspirazione ed espirazione
49		La respirazione triangolare
51		Effetti della respirazione triangolare
52		Allenare la respirazione triangolare
52		L'apnea e il respiro
54		Stimolare la respirazione cellulare
54		Apnea e rilassamento: perché?
56		La respirazione quadratica
57		Effetti della respirazione quadratica
57		Allenare la respirazione quadratica
58		La moltitudine degli esercizi
58		Nādi Sodhana
62		Anuloma Viloma
62		Accorgimenti
64	**6 /**	**ESERCIZI PER AUMENTARE L'ELASTICITÀ TORACICA**
65		Sitali
67		Prāna Mudra
70		Elasticità toracica e posture associate alla respirazione
70		*Sequenza 1 – Elasticizzare la porzione toracica alta*
72		*Sequenza 2 – Elasticizzare la porzione toracica laterale*
75		*Sequenza 3 – Elasticizzare la porzione costale*
77		*Sequenza 4 – Stiramento costale ed elasticizzazione dorsale*
79		*Sequenza 5 – Torsione e stiramento della fascia costale*
81	**7 /**	**ESERCIZI PER AUMENTARE L'ELASTICITÀ DIAFRAMMATICA**
81		Richiamo del diaframma
84		Nauli
86		Uddhyana Bandha
88		Kapâlabhâti
91		Bhastrika
93		"L'utilità dell'iperventilazione"
93		Elasticità diaframmatica e posture associate alla respirazione

INDICE 5

pag 95 *Sequenza 1 – Elasticizzazione del diaframma
associata allo stiramento della porzione toracica alta*
97 *Sequenza 2 – Elasticizzazione del diaframma
associata allo stiramento della porzione toracica laterale*
98 *Sequenza 3 – Elasticizzazione del diaframma
associata allo stiramento della porzione costale*
100 *Sequenza 4 – Elasticizzazione del diaframma
associata allo stiramento eseguito in apnea a polmoni vuoti*

101 **8 / LA PRATICA IN ACQUA**
102 La posizione migliore per respirare
102 In galleggiamento prono con lo snorkel
103 In galleggiamento verticale senza snorkel
103 In galleggiamento supino (naturalmente senza snorkel)
104 L'ultimo respiro
105 La carpa

107 **9 / L'IMPORTANZA DELL'ALLENAMENTO FISICO**
107 Allenare il sistema vascolare

109 **10 / LA FORZA DEL PENSIERO**
109 Le paure
110 Le aspettative
111 Il percorso mentale
112 Il pensiero positivo
112 La meditazione

114 **11 / SEQUENZE ESEMPIO
DA PRATICARE PRIMA DI UNA SESSIONE DI ALLENAMENTO**
115 Sequenze propedeutiche all'apnea statica
116 Sequenze propedeutiche all'apnea dinamica
117 Sequenze propedeutiche all'apnea in assetto costante

119 **CONCLUSIONI**

120 **BIBLIOGRAFIA**

PREFAZIONE

La respirazione è un riflesso incondizionato che ci accompagna fin dalla nascita, è una necessità primaria di cui non possiamo assolutamente fare a meno. Possiamo infatti rimanere mesi senza mangiare, settimane senza bere, ma solo pochi minuti senza respirare.

Tutti gli esseri viventi, animali o vegetali che siano, respirano anche se non lo fanno in maniera cosciente.

In generale non sappiamo respirare, o comunque lo facciamo in maniera molto superficiale. La respirazione profonda è una necessità che arriva anche dal nostro sistema nervoso quando siamo in uno stato di allerta o di ansia.

Imparare a respirare correttamente e con consapevolezza è un'esigenza per molti, per gli atleti, i cantanti e anche e soprattutto per gli apneisti, che per imparare a trattenere il fiato devono necessariamente prima imparare a ventilarsi in maniera corretta.

I muscoli della respirazione, e in particolare il diaframma, sono direttamente collegati al nostro sistema neurovegetativo e stimolano direttamente la funzione parasimpatica. Più respiriamo lentamente e profondamente, più riusciamo a rilassarci; più riusciamo a rilassarci, meglio riusciamo a gestire il consumo di ossigeno durante la nostra apnea.

Fu Jacques Mayol, il mio maestro, il primo a introdurre lo yoga applicato all'apnea e in particolare il pranayama. Ho studiato e sviluppato questa tecnica particolare, perché negli anni mi sono accorto degli effetti benefici e dei miglioramenti indotti sulle mie prestazioni e su quelle dei miei allievi.

Imparare a respirare è fondamentale per raggiungere uno stato di rilassamento tale che ci permetta di arrivare ad avere una certa consapevolezza del corpo e dei vari movimenti in cui esso viene coinvolto. La conseguenza immediata è quella di "sentire" la possibilità di trattenere il fiato in maniera assolutamente naturale.

L'apnea è consapevolezza, rilassamento e soprattutto è uno sport per tutti.

Questo libro è un'utile guida per imparare a respirare correttamente e profondamente, per poter migliorare la conoscenza del proprio corpo con lo scopo ultimo di poter anche migliorare le proprie prestazioni, solo come conseguenza diretta della sensibilità al movimento del proprio corpo e quindi al controllo del consumo di energia.

Federico è da sempre un appassionato di questo sport e della pratica dello yoga che negli anni ha studiato e approfondito sempre di più, fino ad arrivare a proporre degli esercizi utilissimi e accessibili a tutti che ci aiuteranno non solo nell'apnea ma anche nella vita di tutti i giorni. L'autore ha scritto un libro che raccoglie i principali concetti dell'apnea e le applicazioni pratiche che possono aiutarvi proprio per riuscire ad aumentare la vostra consapevolezza e quindi la vostra apnea. Questa guida vi accompagnerà nel fantastico mondo dell'apnea, e vi aiuterà a trattenere il fiato con facilità.

Profondamente

UMBERTO PELIZZARI

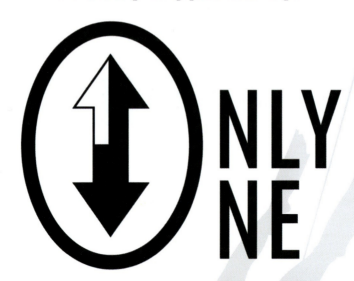

Proudly supported by:

ONLY ONE
- apnea center -

Sharm Club, Tower Bay, Sharm El Sheikh, Egypt
Tel: +2.016.695.1192 - info@onlyoneapneacenter.com
www.onlyoneapneacenter.com

Visit our **ONLY ONE** facebook group

S H A R M   E L   S H E I K H

RINGRAZIAMENTI

All'Acqua
e ai Suoi silenziosi insegnamenti:

"…la via giusta è simile all'Acqua
che adattandosi a tutto
è adatta a tutto
e tutto adatta…"

Gli altri ringraziamenti vanno a:

- Lorenzo, mio figlio, che da buon neonato mi ha dimostrato quanto l'apnea possa essere innata e parte di noi esseri umani.
- Antonella, compagna di vita e di passione per il Mare.
- Umberto Pelizzari, esempio di amore viscerale per l'Acqua e di armonia di movimento in Essa.
- Papà e Mamma: i genitori si ringraziano sempre.
- Oscar, il mio primo istruttore di nuoto, che mi ha insegnato il rispetto per l'Acqua.
- Emanuela Corbo, amica che mi ha sostenuto nel portare avanti la stesura di questo manuale.
- Michele D'Incà, amico e mitico fotografo che ha trasformato in immagini le parole.
- Walter Rao, sorgente di entusiasmo che mi ha accompagnato e spronato durante la stesura.

…e a tutti coloro che in un modo o nell'altro mi hanno aiutato a sviluppare l'amore per l'Acqua e per l'apnea.

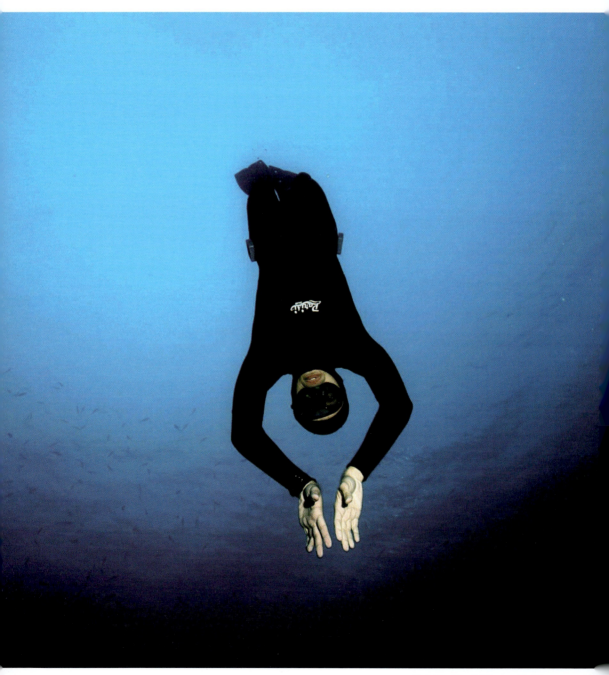

Fotografia di Marco Carè

1 / INTRODUZIONE

Sembra paradossale, ma la naturale evoluzione del respiro sconfina nell'apnea.

Controllare il proprio respiro…
Renderlo efficiente e profondo…
Usare i propri polmoni per alimentare d'ossigeno ogni cellula…
E infine interrompere il respiro…
Senza sforzo…
Senza tensione…
Basta seguire un istinto primordiale e tutto accade spontaneamente…

Uno dei primi a introdurre le tecniche Yogiche nell'apnea fu Jaques Mayol dando origine all'apnea moderna, all'apnea per tutti.
Non più supereroi dunque, non più un approccio di forza, ma una nuova via in cui il mare diventa luogo di benessere e strumento di autoconoscenza.

L'obiettivo di questo manuale è dunque quello di andare a rivisitare le principali tecniche di controllo della respirazione (di cui molte tratte dalle tecniche pranayama) e di trovarne le applicazioni pratiche nelle varie discipline dell'apnea.
Un filo conduttore che unisce queste due pratiche, lo yoga e l'apnea, così diverse, ma anche così affini.
Le tecniche e gli esercizi non verranno perciò semplicemente descritti nella loro abituale esecuzione, ma si cercherà di sviscerare l'utilità di queste pratiche prendendo in considerazione le specifiche esigenze degli apneisti.
Le tecniche di respirazione rappresentano perciò le fondamenta per la costruzione di un'apnea rilassante, efficiente, sicura e in armonia con il nostro essere.

■LE VIE DEL RILASSAMENTO

L'apnea moderna viene ormai interpretata come una disciplina prevalentemente mentale e il primo approccio alla stessa è basato principalmente sul rilassamento.

In un'era ormai sempre più frenetica e "stressata", il concetto di rilassamento ha ormai difficoltà a essere identificato in modo preciso.

Ecco perché vi invito a rispondere in modo scritto a queste due domande:

- Che cosa significa per te rilassarti?

- Cosa fai per raggiungere uno stato di rilassamento?

Le domande in questione sono assai semplici, ma sono certo che diversi di voi troveranno non poche difficoltà nel dare una risposta immediata.

Le risposte potranno essere le più varie, sia perché ognuno di noi ha un proprio modo di rilassarsi sia perché la "società iperstressata" ci propone infiniti percorsi per portarci al tanto desiderato rilassamento.

Sicuramente alcuni di voi avranno risposto che lo stato di rilassamento si ottiene quando si riesce a non pensare a nulla (concetto sul quale torneremo più avanti), altri avranno descritto il rilassamento come il risultato di uno scioglimento muscolare generalizzato, altri ancora lo avranno descritto come uno stato di distensione emotiva e certamente innumerevoli altre saranno le descrizioni che sintetizzano una condizione di benessere fisico, psicologico o entrambe.

Oggi giorno vengono proposte molte vie per rilassarsi, con la conclusione che si riuscirà sempre meno a identificare un percorso preciso: infatti, l'eccesso di informazioni genera povertà di attenzione e potenziale confusione.

Speriamo di non arrivare ai livelli delle diete lampo proposte dalle riviste mensili, "la dieta dell'anguria: quattro chili in sette giorni" (ogni allusione e riferimento sono assolutamente casuali) che, variando appunto ogni mese, propongono percorsi continuamente differenti e difficilmente riescono a educare correttamente.

Con questo non intendo dire che i vari percorsi che mirano al rilassamento non siano corretti; desidero solamente fare maggior chiarezza e definire delle priorità per identificare un percorso graduale da proporre a chi pratica la meravigliosa disciplina dell'apnea o a chi ha intenzione di avvicinarvisi.

Se prendiamo in esame i molti metodi di rilassamento che oggigiorno vengono proposti abbiamo solamente l'imbarazzo della scelta.

Dai metodi classici come il massaggio e lo yoga, a quelli con nomi difficili come la meditazione trascendentale o la cromoterapia, fino ai metodi casalinghi come un bel bagno caldo con le candele profumate o l'ascolto di un buon brano di musica.

In realtà ognuno di questi metodi è basato su valide teorie, ognuna delle quali agisce su caratteristiche fisiche e/o psichiche dell'individuo, accentuandone la condizione di rilassamento.

Come scegliere dunque il percorso da fare?

Possiamo collocare e visualizzare mentalmente le varie tecniche di rilassamento su una piramide e quindi percorrere in modo graduale i vari livelli mirando all'apice della stessa, dove il rilassamento totale sarà dato dal controllo totale del nostro essere fisico, psichico ed energetico.

Ma prima di arrivare alla cima, meta tanto ambita da tutti noi, si deve inevitabilmente individuare e partire dalla base su cui poggia la "piramide del rilassamento".

Le fondamenta del rilassamento sono le stesse fondamenta su cui si basa la nostra vita e cioè il **respiro**.

■ LA POTENZIALITÀ DEL RESPIRO

Ebbene sì, il respiro rappresenta il fulcro del rilassamento e tutto il resto ruota intorno alla respirazione stessa.

Proviamo ad approfondire meglio questo concetto andando ad analizzare due caratteristiche fondamentali della respirazione.

Provate a immaginare come respira una persona ansiosa...

La risposta è immediata e istintiva: "con una respirazione veloce e superficiale".

Da qui si denota che uno stato emotivo alterato è in grado di variare il funzionamento basale della respirazione.

Il passo successivo ci permette di comprendere l'immensa potenzialità del respiro.

Il respiro è un atto involontario (avviene naturalmente anche se non ci pensiamo) che ha la straordinaria capacità di poter essere gestito anche volontariamente, fino al punto di poterlo arrestare (apnea).

La deduzione è immediata:

> **se è vero che uno stato emotivo come l'ansia è in grado di alterare la respirazione probabilmente è vero anche il contrario essendo poi il processo respiratorio gestibile volontariamente una respirazione controllata, lenta e profonda avrà conseguenze benefiche a livello fisico ed emotivo, avrà cioè effetti RILASSANTI.**

Da qui parte tutto.

L'atto respiratorio rappresenta lo specchio della nostra situazione emozionale interna e la gestione dello stesso è in grado di modificarne e migliorarne lo stato.

■ LO YOGA E IL PRANAYAMA

Tutto quanto detto è già stato scoperto, trattato e approfondito in una pratica millenaria, lo yoga, dalla quale sono estrapolate buona parte delle tecniche descritte nel seguente volume.

Lo yoga è una disciplina che coinvolge differenti aspetti considerando l'uomo nella sua totalità "psicofisicospirituale", ma l'evoluzione nella sua pratica è graduale e tarata sulle caratteristiche di ogni praticante.

La parola yoga, in realtà, può essere vista in modo differente: infatti la sua etimologia deriva dal vocabolo sanscrito Jug il cui significato è unire, legare insieme.

Lo yoga rappresenta dunque un filo conduttore tra la pratica assidua di una qualunque disciplina e la conseguente evoluzione dello stato di coscienza.

Lo yoga, pertanto, può essere interpretato non come una disciplina, ma come una condizione, quindi anche l'apnea può essere una forma di yoga.

In modo rapido si può suddividere lo yoga in tre sottogruppi che, se inizialmente possono essere praticati separatamente, nelle fasi più evolute del percorso dell'adepto saranno un tutt'uno.

Sono rispettivamente denominate hatha yoga, pranayama e kriya yoga.

L'hatha yoga viene denominato anche yoga dinamico e consiste nell'esecuzione di posture (asàna) che hanno lo scopo di rinforzare e allungare la muscolatura, rendere maggiormente elastiche le articolazioni e aumentare la sensibilità propriocettiva del corpo.

Il pranayama può essere definito, in modo riduttivo, come un insieme di tecniche respiratorie che hanno lo scopo di migliorare gli scambi gassosi ed energetici con conseguenti effetti benefici per ogni cellula del nostro corpo e con potenziamento delle capacità di concentrazione.

Il passo finale consiste nella pratica del kriya yoga, cioè della meditazione con lo scopo di raggiungere la saggezza e infine l'illuminazione (samadhi).

In questo manuale ci occuperemo principalmente delle tecniche proposte dal pranayama con alcuni accenni ad asàna (posture), che sono indispensabili per la corretta pratica delle tecniche sopraccitate.

Altri accenni a esercizi dinamici saranno affrontati per proporre sequenze posturali mirate ad aumentare l'elasticità toracica e/o l'elasticità diaframmatica.

Veniamo ora al pranayama.

L'etimologia di questa parola deriva dalle sue due radici "Prana" e "Ayàma".

Il Prana viene definito come la somma di tutte le energie contenute nell'universo, ayàma significa invece padroneggiare, controllare.

Da qui si deduce che in pranayama rappresenta la scienza del controllo di queste energie.

Molti degli esercizi di controllo del Prana sono di carattere respiratorio e i loro benefici sono molteplici, ma in questo volume cercheremo di trarne in modo mirato i benefici legati alla pratica dell'apnea.

Non me ne vogliano gli yogi e gli studiosi di questa scienza se risulta limitante la definizione di pranayama appena accennata, ma vi prego di comprendere che l'obiettivo di questo lavoro è quello di estrapolare da questi studi millenari dei sottoinsiemi che potrebbero agevolare la meravigliosa pratica dell'apnea.

I lettori che, in seguito, volessero approfondire gli argomenti e/o cimentarsi nella pratica del pranayama o dello yoga avranno sicuramente possibilità di fare riferimento a testi specifici o partecipare a corsi di pranayama ed essere seguiti da validi maestri.

Per padroneggiare tutte queste energie contenute principalmente nell'aria è perciò fondamentale padroneggiare la propria respirazione.

Essendo quest'ultima di carattere involontario, essa è raramente degna della nostra attenzione.

Le potenzialità di una buona respirazione sono sconvolgenti e se impareremo a sfruttarla meglio e a renderla più efficiente presto ci accorgeremo che i benefici non saranno solo a livello di prestazioni apneistiche, ma miglioreranno molti aspetti della vita di tutti i giorni.

Gli esercizi proposti verranno inizialmente proposti a secco in modo da eliminare le variabili legate al mondo acquatico.

Questa condizione vi permetterà di praticarli con maggior semplicità, nei momenti più diversi della giornata e dove volete.

Il facile svolgimento di queste tecniche vi permetterà di eseguirle con maggior frequenza, migliorando il processo di apprendimento e automatizzando quei gesti che una volta in acqua saranno immediati e spontanei.

■ACCENNI ALL'IPERVENTILAZIONE

Essendo questo volume orientato agli apneisti non si può non prendere in esame un'obsoleta tecnica di preparazione all'apnea: l'iperventilazione.

Purtroppo il termine obsoleta è riferito alle credenze che circolavano in merito a questa tecnica: dico purtroppo perché, anche se le odierne conoscenze sulla fisiologia dell'apnea ne dimostrano la pericolosità, questa tecnica viene tutt'ora trattata e insegnata al fine di prolungare i tempi d'apnea.

Nell'apnea moderna e ricreativa il dogma dovrebbe invece essere **MAI IPERVENTILARE** prima di una prestazione.

L'alternativa all'iperventilazione esiste, è dimostrata scientificamente e verrà esposta nelle pagine seguenti.

Ma perché l'iperventilazione è pericolosa?

Prima di entrare nei dettagli è bene comprendere come funziona un corpo quando fa apnea.

Un essere umano medio respira aria, la quale è composta dal 78% di Azoto (N_2), il 21% di Ossigeno (O_2), il 0,04% di Anidride Carbonica (CO_2) e una percentuale insignificanti di altri gas trascurabili (figura 1).

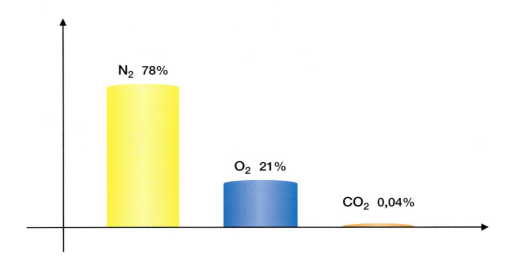

Figura 1

Questi gas attraverso la ventilazione arrivano ai polmoni e dai polmoni, attraverso gli alveoli, vengono disciolti nel sangue.

L'azoto è un gas che non viene metabolizzato dal nostro organismo, perciò non verrà preso in considerazione per la spiegazione dei meccanismi che seguono.

Quando si trattiene il fiato, il rapporto tra questi gas cambia fino a innescare un campanello di allarme, le contrazioni diaframmatiche, che avvertono l'atleta che sarebbe opportuno riprendere a respirare.

Vediamo ora cos'è che innesca le contrazioni diaframmatiche.

Nel nostro sangue sono disciolti questi gas che vengono continuamente monitorati da dei chemiocettori (recettori nervosi) situati al livello occipitale presso il centro respiratorio.

Quando pratichiamo apnea viene interrotta solo la ventilazione, la respirazione cellulare invece continua; pertanto le varie strutture corporee (muscoli, organi vitali etc) continuando a funzionare consumano ossigeno e quindi inducono un aumento di anidride carbonica.

È proprio l'aumento della pressione parziale dell'anidride carbonica (PP_{CO2}) che innesca il meccanismo di allerta. Non è dunque la carenza di ossigeno, ma l'eccesso di anidride carbonica che, una volta raggiunto il livello di soglia, induce le contrazioni diaframmatiche.

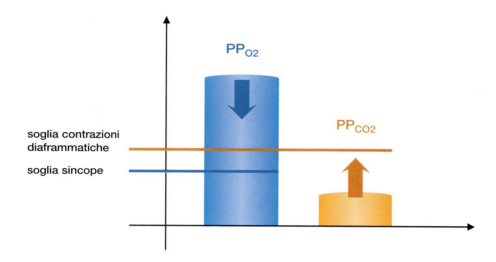

Figura 2

Questo campanello di allarme ci permette di ricominciare a respirare prima che il livello di ossigeno scenda fino alla soglia della sincope con conseguente black-out improvviso (figura 2).

Attraverso l'iperventilazione, tecnica in cui si eseguono una successione di respirazioni rapide e forzate, si pensava un tempo di migliorare l'ossigenazione del sangue. In realtà questa affermazione è assolutamente infondata: infatti l'iperventilazione determina un lavaggio dell'anidride carbonica con conseguente crollo della sua pressione parziale.

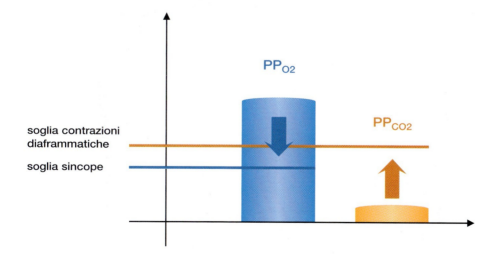

Figura 3

L'apnea è dunque più lunga perché la CO_2, partendo da un livello decisamente più basso, impiegherà molto più tempo a raggiungere il livello di soglia e quindi innescare le contrazioni diaframmatiche.

Il problema è che la diminuzione di ossigeno può arrivare alla soglia di sincope prima che l'anidride carbonica attivi il campanello di allarme (figura 3).

Conclusione: l'apneista può andare in sincope senza essere stato avvertito dalle contrazioni diaframmatiche.

Jaques Mayol, uno dei padri dell'apnea moderna, fu tra i primi ad applicare le tecniche yoga all'apnea ed era solito dire di chi pratica l'iperventilazione che "bara con se stesso".

L'iperventilazione ha inoltre altre ripercussioni a livello fisiologico che sono assolutamente sfavorevoli all'apnea. Essa infatti induce un aumento considerevole dei battiti cardiaci e un aumento della pressione arteriosa, entrambe condizioni che faranno iniziare le prestazioni in modo tutt'altro che rilassato.

Questo concetto verrà ribadito nei prossimi capitoli e le tecniche di respirazione descritte rappresentano una validissima alternativa per una pratica apneistica sicura e confortevole.

2 / UN PO' DI ANATOMIA

Prima di prendere in esame gli esercizi da effettuare per migliorare e potenziare il proprio respiro, e di conseguenza l'apnea, e opportuno fare una rapida panoramica delle strutture anatomiche che vengono coinvolte nella respirazione.

Proprio perché il respiro è un atto involontario esso avviene naturalmente e, se nei primi mesi di vita la nostra respirazione è assolutamente corretta per non dire perfetta, con il passare degli anni i vari condizionamenti posturali e non solo ne modificano le caratteristiche.

Questo paragrafo ha lo scopo di identificare le modalità secondo le quali agire volontariamente per ottimizzare l'utilizzo delle varie strutture deputate alle respirazione.

■ IL NASO E LA BOCCA

È meglio respirare con il naso o con la bocca?

Naso e bocca hanno caratteristiche differenti e, in condizioni di salute e di attività fisica normale, possono essere utilizzate in modo indifferente. Gli effetti della respirazione sono però diversi.

IL NASO

Il naso viene considerato dagli yogi come il principale organo di assorbimento delle energie sottili (ioni negati) contenute nell'aria.

Il naso ha diverse funzioni: quelle maggiormente conosciute sono quelle di carattere prettamente fisico come il riscaldamento dell'aria, l'umidificazione e il filtraggio delle impurità.

Meno conosciute (probabilmente perché meno evidenti) sono invece le sue capacità di fare una precisa analisi dell'aria respirata.

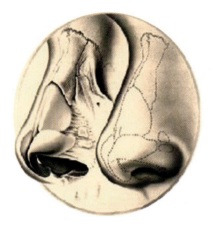
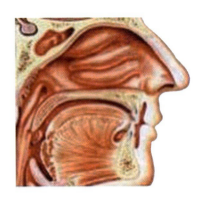

Figura 4   *Figura 5*

Attraverso una fitta rete di recettori nervosi che tappezzano le conche turbinate, il naso riesce a rilevare piccole variazioni qualitative dell'aria; inoltre questi recettori nervosi sono relazionati per via riflessa al midollo spinale e la loro stimolazione, in determinate condizioni, è in grado di evocare diverse reazioni tra le quali il rilassamento dell'intero organismo (figura 4).
Come respirare dunque?

Vi invito a fare il seguente test:

Chiudete gli occhi, respirate esclusivamente attraverso il naso cercando di focalizzare la vostra attenzione sulle parti che vengono stimolate dal passaggio dell'aria... memorizzate queste sensazioni!

Fatto?

Ripetete ora l'esercizio, ma questa volta respirate immaginando di annusare un fiore o cercando di carpire gli odori presenti nell'aria (questo esercizio è sconsigliato se vi trovate in metropolitana nell'ora di punta) e verificate se l'aria stimola le stesse aree precedentemente interessate o se passa in zone differenti!

Come avrete notato l'aria passa in una zona più alta e più posteriore; infatti, quando coinvolgiamo l'olfatto indirizziamo inconsciamente l'aria in una precisa zona del nostro naso (figura 5).
Questa tipologia di respirazione oltre che ad amplificare l'assorbimento del prana contenuto nell'aria, determina dei piacevoli effetti secondari di rilassamento.

Ecco perché diverse persone trovano rilassante fare il bagno utilizzando essenze profumate oppure capita che accendano degli incensi.

L'essenza, oltre a essere piacevole, predispone al modo corretto di respirare attraverso il naso con conseguente amplificazione degli effetti rilassanti.

Gli apneisti potranno interrogarsi sull'utilità di questa parte in quanto muniti di maschera e quindi impossibilitati a utilizzare il naso.

Le implicazioni sono due:

La prima è relativa a tutta la parte di rilassamento che precede l'entrata in acqua. Se siete soliti dedicare alcuni minuti al rilassamento prima della vostra sessione di allenamento ricordate che:

il modo più efficace per respirare è farlo attraverso il naso e cercando di carpire gli odori presenti nell'aria.

Questo piccolo accorgimento ha piacevoli ripercussioni a livello del rilassamento e inoltre ottimizza il lavoro del diaframma agevolandone l'elasticizzazione e il controllo.

La seconda implicazione può tornare molto utile nel caso in cui un vostro compagno riemerga in stato di sincope, quindi in condizione di momentaneo arresto respiratorio.

Come abbiamo detto, la mucosa delle conche turbinate contiene recettori relazionati a centri nervosi vitali, pertanto la prima azione da intraprendere sul pericolante è quella di rimuovere immediatamente la maschera in modo che nuova aria vada a stimolare la mucosa, con rinvenimento istantaneo del malcapitato.

Nel caso l'azione non sia sufficiente, potrebbe essere opportuno (invece di schiaffeggiare il corpo inerte come visto diverse volte) avere a disposizione una semplice boccettina di ammoniaca da sventolare sotto le narici del sincopato.

LA BOCCA

La respirazione attraverso la bocca interviene solitamente quando aumenta l'attività fisica, quindi i muscoli necessitano di una irrorazione maggiore di ossigeno e il cuore inizia ad aumentare la frequenza delle sue pulsazioni per far fronte alle nuove necessità fisiche.

Siccome cuore e polmoni sono in stretta sinergia, e il loro ritmo di lavoro è direttamente proporzionale, anche i polmoni aumenteranno il loro lavoro incrementando sia il ritmo della respirazione sia i volumi di aria assimilata.

Le narici non rappresentano una via di accesso così ampia, perciò ecco che entra in gioco la bocca che ha la possibilità di fare passare una maggior quantità d'aria in poco tempo.

Durante la pratica apneistica la bocca rappresenta invece (quando siamo in acqua naturalmente) il solo mezzo per respirare, in quanto il naso è isolato dalla maschera.

Anche se la bocca non è la miglior via per respirare, nelle sezioni successive cercheremo comunque di descrivere delle tecniche che ne consentano il miglior utilizzo in questa particolare disciplina.

■ I POLMONI

I polmoni possono essere grossolanamente visualizzati come due grosse spugne, il cui compito è quello di impregnarsi di aria, quindi versare ossigeno nel torrente circolatorio e prelevare sostanze di rifiuto dalla fitta rete capillare che li circonda (figura 6).

L'approccio alla descrizione di questi organi può naturalmente seguire due strade molto differenti tra loro. Possiamo seguire la via "occidentale" dove la descrizione segue la strada quantitativa o la via "filo-orientale" dove l'obiettivo è più orientato sulla componente qualitativa della respirazione stessa.

In questa sezione di descrizione prevalentemente anatomica si darà un po' più spazio alla prima strada.

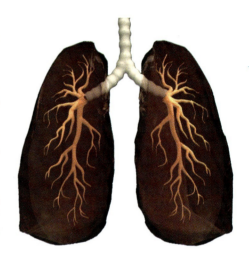

Figura 6

Passando poi alle tecniche pranayama, sposteremo l'attenzione sull'aspetto qualitativo, cercando di ottimizzare sia la consapevolezza respiratoria sia quella apneistica.

■ I VOLUMI POLMONARI

La capacità vitale polmonare di un individuo può variare tra i quattro e gli otto litri, capacità che si definisce (cioè può essere ancora migliorata attraverso attività aerobiche) entro un'età di circa venti anni, oltre la quale è difficile riuscire a implementarla ulteriormente.

Si può considerare la capacità media intorno a 5 litri e mezzo, ma durante un respiro medio (in condizione di salute e di normale attività fisica) ne usiamo un volume di mezzo litro o poco più.

Pensate, ne sfruttiamo un solo decimo!

Immaginate ora di avere una vasca da bagno da mille litri di acqua e tra un bagno e l'altro cambiate solamente 100 litri d'acqua... probabilmente i bagni successivi non saranno propriamente rilassanti e igienici.

L'esempio non è propriamente corretto, ma sicuramente rende l'idea ed è motivante per una migliore respirazione.

Seguendo quanto detto e facendo alcuni conti approssimativi possiamo sostenere che, se utilizziamo un decimo della nostra capacità ci vorranno almeno una decina di cicli respiratori per ricambiare completamente l'aria contenuta nei polmoni.

Facendo mediamente 18 cicli respiratori per minuto, un soggetto rinnoverà la propria aria polmonare meno di due volte per minuto.

Eseguendo invece una respirazione più consapevole e profonda potremmo ottimizzare in modo impressionante la quantità di aria nuova che a ogni atto respiratorio entra nei nostri polmoni.

Se analizziamo la ripartizione dei volumi polmonari potremo comprendere meglio quando detto (figura 7).

I volumi:

Volume corrente	rappresenta la quantità di aria che entra ed esce dai polmoni durante un ciclo respiratorio medio e corrisponde a circa 500 cm^3.
Volume di riserva inspiratoria	rappresenta la massima quantità di aria che può ancora essere immessa nei polmoni successivamente a una inspirazione normale e corrisponde mediamente a 2.000 cm^3.
Volume di riserva espiratoria	rappresenta la massima quantità di aria che può ancora essere espulsa dai polmoni dopo una espirazione normale e corrisponde mediamente a 1.500 cm^3.
Volume residuo	rappresenta l'aria che resta comunque nel sistema polmonare anche dopo una espirazione completa e forzata. Rappresenta un volume cuscinetto ovvero un volume aereo che non possiamo espellere volontariamente in modo da non poter creare il vuoto all'interno dei polmoni facendoli pericolosamente collassare. Corrisponde a circa 1.000 cm^3.

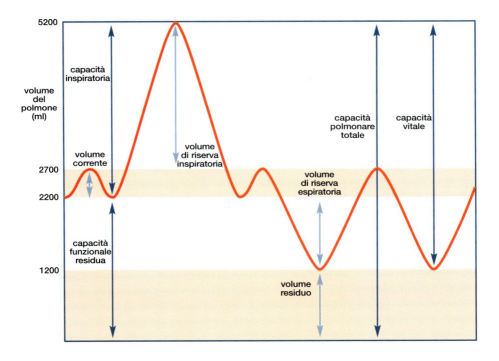

Figura 7

Capacità vitale	rappresenta la somma tra volume corrente, volume di riserva inspiratoria e volume di riserva espiratoria.
Capacità polmonare totale	rappresenta la somma tra volume corrente, volume di riserva inspiratoria, volume di riserva espiratoria e volume residuo.

Nella seguente tabella (tabella 1) si vuole rappresentare numericamente la differenza che intercorre tra una respirazione superficiale e una più consapevole e profonda.

Il rapporto sarà dunque eseguito tra due individui, uno con atto respiratorio da mezzo litro (500 cm^3) mentre l'altro utilizzerà quattro litri d'aria (4.000 cm^3) a ogni respiro.

	RESPIRAZIONE SUPERFICIALE 500 cm³	RESPIRAZIONE PROFONDA 4000 cm³
LITRI RESPIRATI PER OGNI MINUTO (l/min)	9	72
LITRI RESPIRATI PER OGNI ORA (l/h)	540	4.320
LITRI RESPIRATI PER OGNI GIORNO (l/gg)	12.960	103.680
LITRI DI O_2 (21%) RESPIRATI OGNI GIORNO	2.722	21.772
LITRI DI O_2 (5%) METABOLIZZATI OGNI GIORNO	648	5.184

Tabella 1

Appare evidente come sia assolutamente vantaggiosa una respirazione consapevole e profonda.

Come già accennato in precedenza, non importa solamente quanto si respira, ma come si respira. Nei paragrafi successivi verranno quindi prese in esame le altre variabili della respirazione come il ritmo, il rapporto tra inspiro ed espiro, la fluidità, la lentezza e tutti quegli altri fattori che concorrono alla corretta ossigenazione e al corretto rilassamento.

■ IL DIAFRAMMA

Il diaframma è un muscolo coinvolto in prima linea nella respirazione. Di forma ellissoidale e appiattita (figura 8) separa i polmoni dagli intestini e, con i suoi movimenti, è deputato a ottimizzare l'espulsione dell'aria in fase espiratoria e l'ingresso della stessa in fase inspiratoria.

Se osservato frontalmente, si denota che la sua forma a cupola è particolarmente accentuata nelle fasi di espulsione dell'aria mentre tende a contrarsi e appiattirsi durante il ciclo inspiratorio.

Oltre ad avere funzioni correlate principalmente alla respirazione, gioca un ruolo fondamentale anche nella circolazione venosa.

Anche in ambito apneistico, nello specifico durante l'assetto costante, risulta indispensabile perché durante le discese a quote sempre più profonde può essere utilizzato per agevolare la compensazione di maschera e orecchie.

Prima di descrivere le varie manovre che permettono di usare questo muscolo per incrementare le prestazioni apneistiche, è bene imparare il modo corretto di respirare usando questo potente mezzo, il diaframma appunto.

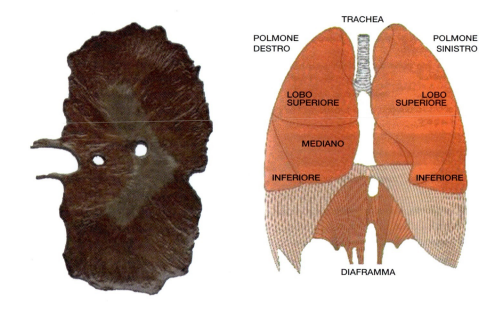

Figura 8   Figura 9

Sicuramente molti avranno sentito parlare di respirazione diaframmatica anche se, soprattutto nel mondo occidentale, capita ancora spesso di fare confusione con altre tipologie di respirazione.

Questa respirazione rappresenta sicuramente il miglior modo di ventilarsi in quanto ottimizza sia i volumi di aria respirata sia la circolazione sanguigna e infine, per essere eseguita correttamente, impone delle posture che possono essere definite ergonomicamente corrette (figura 8).

Le tecniche di respirazione diaframmatica e gli esercizi utilizzati per rendere più vigoroso ed elastico il muscolo diaframmatico verranno approfonditi nei paragrafi successivi, lasciando ampio spazio alla descrizione delle variazioni fisiologiche che il corretto utilizzo di questo muscolo implicano (figura 9).

3 / LA PRATICA A SECCO

■ PRELIMINARI PER UNA BUONA PRATICA DELLE TECNICHE DI RESPIRAZIONE

Prima di lanciarsi nell'affascinante viaggio della consapevolezza respiratoria è fondamentale creare le migliori condizioni di base per poter fruttare al meglio i benefici di queste tecniche.

Come nell'apnea non si parte subito con un tentativo di prestazione massimale, ma si eseguono dei tuffi e/o delle apnee di riscaldamento per predisporre il fisico all'impegnativo compito che dovrà affrontare, anche nelle tecniche di respirazione è fondamentale accertarsi di rispettare alcune regole che renderanno sicuramente più piacevoli ed efficaci gli esercizi.

- Evitate di praticare le tecniche che verranno esposte durante la fase iniziale della digestione. Sarebbe opportuno aspettare un paio di ore dopo il pasto (nel caso in cui l'esercizio comprenda anche delle apnee è meglio attendere almeno tre ore).
  Per la pratica, i momenti migliori della giornata sono al mattino appena svegli o la sera prima del sonno.
- I migliori risultati si ottengono quando la pratica è costante. Molto meglio 10 minuti ogni giorno che due ore una volta alla settimana.
- Durante la pratica, soprattutto agli inizi, cercate di non arrivare mai alla stanchezza sia fisica sia psichica. Cercate di terminare la vostra seduta nel momento in cui provate sensazioni positive. Questo atteggiamento sarà di sostegno alla vostra motivazione per le sedute successive.
- Prima di iniziare la pratica, accertatevi di aver pulito adeguatamente le vie aeree deputate al passaggio dell'aria.

■ JALA NETI (LA DOCCIA NASALE)

Consiste in un tecnica di lavaggio delle narici e dei seni, che permette di eliminare l'eccesso di muco, catarro e altre sostanze che potrebbero impedire un buon passaggio dell'aria.

Molti apneisti sono soliti eseguire questo lavaggio non solo prima di eventuali tecniche di respirazione, ma spesso prima di andare in acqua per la sessione di allenamento o di pesca, in quanto vi sono effetti benefici anche a livello della compensazione dell'orecchio medio e dei seni frontali e mascellari.

Il lavaggio in questione viene eseguito con della soluzione fisiologica, cioè una soluzione di cloruro di sodio al 0.9% (semplicemente acqua salata che può essere effettuata in casa aggiungendo a un litro di acqua nove grammi di sale da cucina).

Alcuni apneisti sono soliti eseguire questo lavaggio direttamente in mare. In alcuni soggetti gli effetti sono efficaci, ma in altri casi in cui le mucose nasali sono sensibili, la maggior salinità dell'acqua marina rispetto alla soluzione fisiologica potrebbe irritare e far gonfiare ulteriormente le suddette mucose peggiorando la capacità di compensazione.

Passiamo ora all'esecuzione della doccia nasale:

- Inserire la soluzione fisiologica tiepida nella lota che è una sorta di teiera con il beccuccio conico (figura 10).

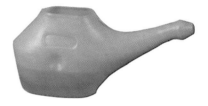

Figura 10

- Inclinatevi in avanti (possibilmente a schiena dritta) e posizionate il beccuccio della lota in una narice, la sua sezione conica dovrebbe tappare la narice quasi ermeticamente (figura 11 step 1).
- Chiudete con un dito la narice opposta e inclinate la testa sullo stesso lato (figura 12 step 2).
- Quando sentite cha la soluzione è entrata nelle vie aeree, aprite la narice tappata e lasciate che la soluzione fisiologica coli al di fuori della stessa (figura 13 step 3).
- Ripetete l'intero processo sull'altro lato.

Alla fine del lavaggio è opportuno asciugare al meglio le narici e le conche turbiate. Mantenendo il busto inclinato in avanti, estendete il capo guardando davanti a voi e lasciate inizialmente scolare la soluzione fisiologica delle narici. Successivamente inspirate dalla bocca ed espirate poderosamente dalle narici.

Ripetete la manovra inclinando la testa sia sul lato destro sia sul lato sinistro.

Continuate con la sequenza di essiccamento fino a quando sentite le narici asciutte e pervie.

3 / LA PRATICA A SECCO

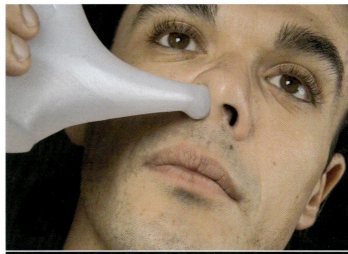

Figura 11

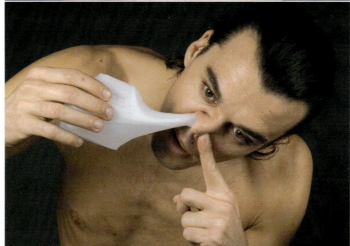

Figura 12

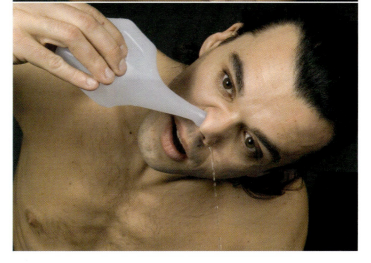

Figura 13

■ PULIZIA MECCANICA ATTRAVERSO UN SUTRA

Consiste in una pulizia di carattere avanzato e discretamente invasivo, ma ha anche lo scopo di accrescere la consapevolezza della pervietà delle proprie vie aeree. Inoltre, se praticata abitualmente, ha la capacità di desensibilizzare leggermente le mucosa rendendole perciò meno irritabili a fattori esterni.

Questo garantisce un'ottimale apertura delle vie aeree. La sua esecuzione, soprattutto le prime volte, è tutt'altro che semplice e richiede un buon grado di motivazione, curiosità e consapevolezza corporea.

Questa pratica viene eseguita attraverso l'utilizzo di un sutra (un piccolo catetere in gomma) secondo le seguenti modalità:

- Prima della pratica accertarsi che il sutra sia stato appositamente sterilizzato (figura 14).
- Posizionarsi in piedi di fronte a uno specchio a bocca aperta.

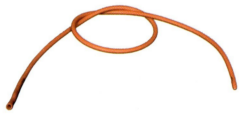

Figura 14

- Inserire l'apice del sutra in una narice e iniziare a spingerlo dolcemente in direzione della laringe.
  Durante le prime applicazioni il fastidio può essere considerevole. È quindi opportuno procedere in modo graduale senza spingersi oltre i propri momentanei limiti (figura 15 step 1).
- Quando il sutra giunge alla faringe potrebbe entrare in contatto con il velopendulo inducendo dei conati; anche in questo caso, ritrarre leggermente il sondino in modo da interrompere la stimolazione del velopendulo. Ripetere fino a quando si riesce a farlo avanzare al punto da vederlo in gola (naturalmente riflesso nello specchio) (figura 17 step 2).
- Simulare un colpo di tosse in modo da far avanzare la punta del sutra a livello della lingua e afferrarne l'estremità con due dita.
- Tirare delicatamente il sutra nelle due direzioni in modo da massaggiare la mucosa nasale e laringea (figura 18 step 3).
- Ripetete tutta la sequenza sull'altra narice.

3 / LA PRATICA A SECCO

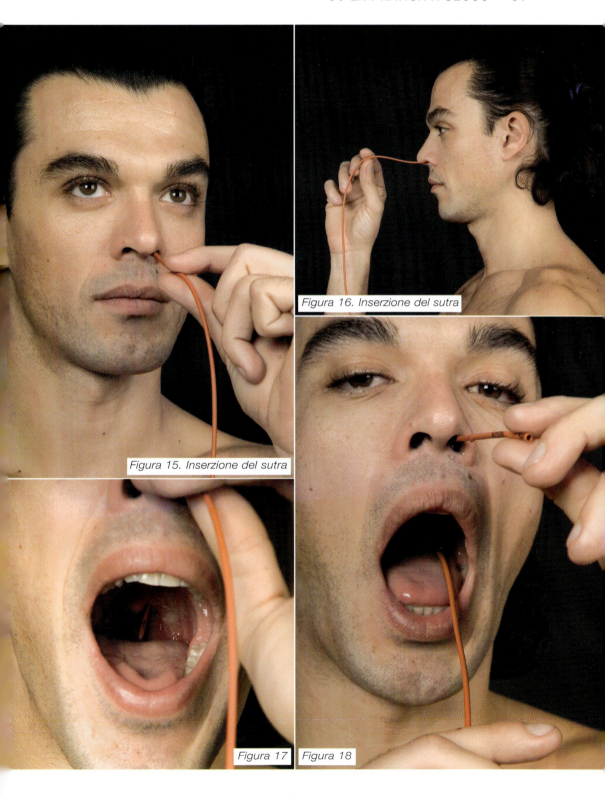

Figura 15. Inserzione del sutra

Figura 16. Inserzione del sutra

Figura 17

Figura 18

4 / LE POSTURE PER RESPIRARE

Una posizione scorretta può spesso compromettere o rendere poco efficiente una seduta di respirazione.
La buona postura, oltre che a rendere più comoda la pratica, aiuta le strutture deputate alla respirazione a lavorare al meglio delle loro potenzialità.

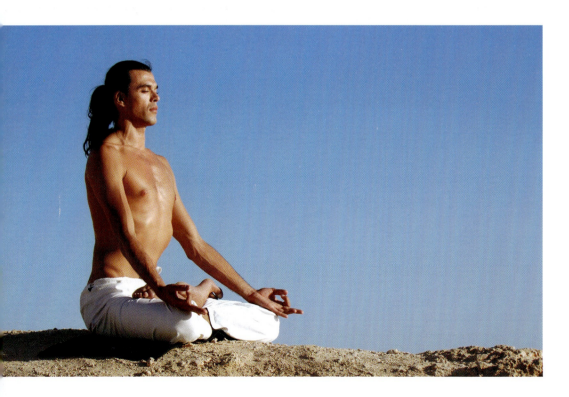

Figura 19

4 / LE POSTURE PER RESPIRARE

Per garantire una buona respirazione è indispensabile che il corpo si trovi in una posizione rilassata, ma soprattutto che ne rispetti le naturali curvature della spina dorsale.

La regola è dunque **schiena dritta** (figura 19).

Purtroppo, nelle fasi iniziali della pratica i concetti di posizione confortevole e postura corretta sono spesso lontani tra loro e troveranno il punto d'incontro solo dopo un costante esercizio.

Ecco perché nei passi successivi verranno proposte diverse posizioni che aiutano a raggiungere un buon compromesso tra comodità e correttezza posturale.

Vediamo ora le varie posture.

■ PADMASA-ASÂNA (LA POSIZIONE DEL LOTO)

Rappresenta la posizione ideale per molti esercizi in quanto, una volta acquisita, determina un ottimo equilibrio dato dalla solida base triangolare formata dalle gambe (figura 20).

Inoltre, mantenendo il pavimento pelvico a contatto con il piano d'appoggio, si garantisce un'ottima postura per la colonna vertebrale che, assecondando la naturale lordosi a livello lombare e la cifosi a livello dorsale, trova il suo equilibrio mantenendo una buona decontrazione muscolare.

La postura in sé garantisce un'ottima libertà di movimento a carico del diaframma.

Naturalmente la miglior postura è sempre quella più difficile da eseguire e necessitando di un'ottima mobilità articolare sia delle anche sia delle ginocchia, è sconsigliata a coloro che non sono già certi di poterla acquisire in modo agevole.

Per coloro che invece praticano abitualmente questa postura, è vivamente consigliato di assumere il loto partendo da sdraiati per evitare di sollecitare eccessivamente le ginocchia.

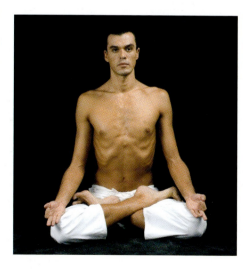

Figura 20

■VARIANTE 1
ARDHA-PADMA-ASÂNA (LOTO PARZIALE)

Essendo il loto una posizione che richiede notevole scioltezza, essa può essere eseguita in modo parziale mantenendo in ogni modo corrette le variabili posturali.

Per eseguire correttamente tale variante si parte stando seduti a gambe tese e leggermente divaricate (figura 21 step 1), si piega una gamba fino a por-

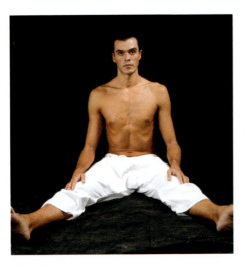

Figura 21

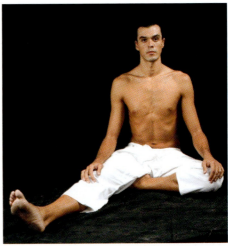

Figura 22

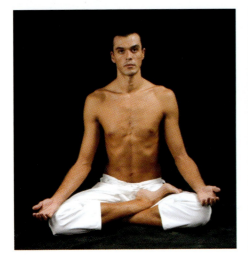

Figura 23

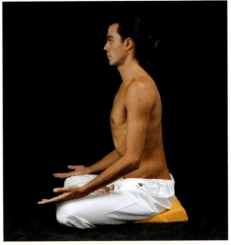

Figura 24

4 / LE POSTURE PER RESPIRARE

tare il piede sotto la coscia opposta (figura 22 step 2) e infine si piega l'altra gamba fino a portare il piede sopra l'altra coscia (figura 23 step 3).

Le ginocchia dovrebbero essere a terra, ma spesso accade che una delle due rimanga sollevata. Per facilitare l'avvicinamento delle ginocchia a terra ci si può aiutare sedendosi sulla punta di un cuscino in modo da permettere al bacino di ruotare ulteriormente in anteroversione (figura 24).

■VARIANTE 2
SUKHA-ASÂNA

Rappresenta la versione più semplice delle varianti del loto e consiste nel rimanere seduti a gambe incrociate. Anche in questo caso si cerca di raddrizzare il più possibile il bacino in modo da avere sia schiena sia ginocchia correttamente posizionate come descritto nelle sezioni precedenti. L'utilizzo del cuscino può agevolare anche lo svolgimento di questa variante (figura 25).

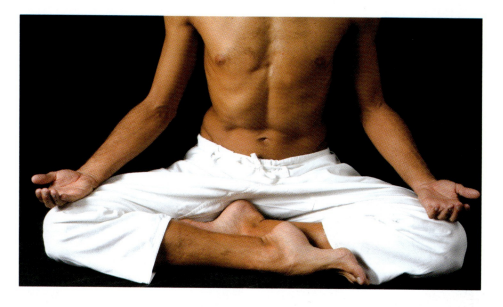

Figura 25

■VAJRA-ASÂNA (LA POSIZIONE DEL DIAMANTE)

Se le posizioni "sedute" non permettono un corretto allineamento della spina dorsale, la pratica delle tecniche di respirazione risulterebbe scomoda, con conseguente riduzione degli effetti benefici.

Ecco che questa postura in ginocchio rappresenta una buona variante a quanto già proposto.

Anche in questo caso sarà molto importante ruotare in avanti il bacino in modo da garantire il miglior posizionamento della colonna vertebrale.

Partendo come da figura (figura 26) con talloni e ginocchia uniti si prosegue sedendosi sui talloni (figura 27). Accertatevi di mantenere le spalle ben aperte e il collo disteso come se doveste appoggiare la nuca su di una parete situata dietro di voi.

Questa postura è assai semplice da eseguire, ma essendo il peso del corpo sui talloni può, soprattutto le prime volte, rendere dolorosa la zona tibio-tarsica e/o le ginocchia dopo pochi minuti.

Anche in questo caso il cuscino può fare al caso nostro, rendendo più confortevole la pratica.

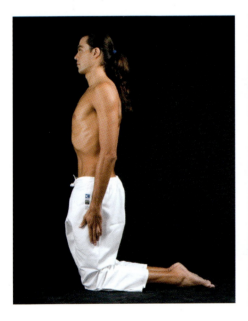

Figura 26

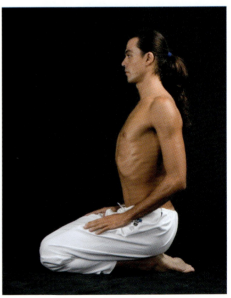

Figura 27

■ SEDUTI SULLA PUNTA DELLA SEDIA

Laddove fossero presenti problematiche che non consentono posizioni a gambe incrociate o in ginocchio, sarà possibile adottare una posizione seduta utilizzando una sedia.

La seduta non sarà pertanto quella classica con il dorso appoggiato allo schienale, ma come intuibile rispetterà i canoni imposti delle sezioni precedenti.

Anche in questo caso sarà importante lavorare sul corretto allineamento della colonna vertebrale. Infatti, sedendosi, sulla punta estrema della sedia, il bacino assumerà con facilità la posizione corretta e la spina dorsale sarà automaticamente nella posizione richiesta (figura 28).

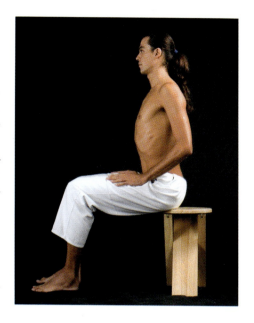

Figura 28

■ RESPIRAZIONE E CINTURA ADDOMINALE

"Il controllo della fascia addominale è di primaria importanza nelle tecniche di respirazione."

Detta in questo modo e così direttamente, questa frase potrebbe creare rigidità nel lettore che, forse, fino a oggi ha sentito opinioni diverse.

Cercheremo di chiarire alcuni principi relativi a questo argomento che si trova a essere oggetto di molte accese discussioni.

La cultura occidentale ha portato in molti casi a pensare che la respirazione addominale, eseguita mantenendo la cintura addominale rilassata, fosse la tecnica corretta per respirare. Ipotizzando, infatti, che attraverso lo sfiancamento addominale il diaframma potesse scendere di più permettendo quindi una maggior espansione polmonare, questa tecnica viene ancora oggi insegnata e a volte anche confusa con la respirazione diaframmatica.

La reale respirazione diaframmatica ha un ruolo fondamentale soprattutto per l'apneista, il quale eseguendola correttamente sarà in grado non soltanto di ventilarsi e ossigenarsi correttamente, ma sapendo ascoltare e controllare debitamente il muscolo diaframmatico troverà notevoli vantaggi nei tuffi in profondità e nella compensazione a quote impegnative.

Il punto di partenza, anche se può inizialmente risultare scomodo e azzardato, è il seguente:

È indispensabile eseguire la respirazione diaframmatica controllando la cintura addominale.

Una prima distinzione che ci permetterà di non fare confusione va fatta sulla parola "controllando".

La fascia addominale controllata non significa contratta, e le sensazioni associate sono profondamente differenti.

La contrazione addominale avviene irrigidendo le pareti addominali con un accenno di estroflessione dei muscoli stessi (la sensazione è simile a quando ci si appresta a defecare, scusate l'esempio, ma è quello che meglio riproduce la sensazione di parete addominale contratta).

Nel controllo addominale è sufficiente tirare la pancia verso la colona vertebrale, si suole dire "pancia in dentro", e i muscoli addominali restano rilassati.

Approfonditi studi hanno dimostrato che la mobilità del diaframma non è influenzata e agevolata dallo sfiancamento addominale, anzi, in molti esperimenti è stato invece dimostrato che la caduta della pressione intrapolmonare (caduta di pressione che avviene quando il diaframma si abbassa e i volumi polmonari si espandono) risulta maggiore quando l'addome è controllato.

A questo punto non resta che vedere quali altri effetti benefici ha, a livello fisiologico, una respirazione diaframmatica eseguita correttamente.

Sarà stupefacente vedere come il diaframma agisce anche sulla circolazione migliorando l'eliminazione di tossine, aumentando il flusso sanguigno e agevolando una miglior ossigenazione di tutto il corpo.

Ricordiamo che il nostro obiettivo da apneisti non è solamente quello di partire con i polmoni pieni d'aria, ma è quello di creare le migliori condizioni di ossigenazione cellulare prima di ogni prestazione.

Mettiamo ora a confronto le due tipologie di respirazione per capire cosa accade esattamente.

RESPIRAZIONE A FASCIA ADDOMINALE RILASSATA

Come illustrato nelle figure sottostanti (figura 29 e 30) si può vedere che la discesa del diaframma in fase inspiratoria non determina alcun effetto di schiacciamento a livello viscerale. L'estroflessione addominale con conseguente sfiancamento della pancia determina infatti, una semplice traslazione di organi e intestini.

Non solo non vi è utilità, ma un atteggiamento respiratorio prolungato di questo tipo può compromettere il tono muscolare addominale.

RESPIRAZIONE A FASCIA ADDOMINALE CONTROLLATA

Osservando l'immagine relativa alla fase inspiratoria, potrete notare come anche con la fascia addominale controllata il diaframma è libero di abbassarsi agevolmente e l'estroflessione addominale si potrà percepire minimamente nella porzione più alta dell'addome stesso (figura 31 e 32).

4 / LE POSTURE PER RESPIRARE

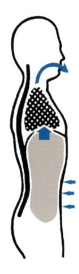

ESPIRAZIONE

il diaframma si alza

la fascia addominale
in espirazione massima
sostiene gli organi
e gli intestini

Figura 29

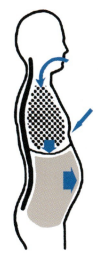

INSPIRAZIONE

il diaframma si abbassa

la cintura addominale
si estroflette e gli organi
spinti dal diaframma
si spostano in basso
e in fuori ma non
subiscono compressioni

Figura 30

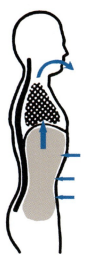

ESPIRAZIONE

il diaframma si alza

la fascia addominale
spinge gli organi verso
la colonna vertebrale,
organi e intestini
vengono ammassati

Figura 31

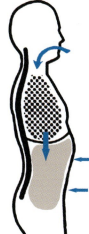

INSPIRAZIONE

il diaframma si abbassa

la cintura addominale è
controllata, il diaframma
si abbassa e l'aumento di
pressione intraddominale
determina una compressione di organi e intestini

Figura 32

Con questa manovra, il volume polmonare in inspirazione non viene assolutamente compromesso anzi, si aggiungeranno innumerevoli benefici a livello circolatorio che in fase di preparazione per un'apnea ci agevoleranno nell'ottimizzare l'ossigenazione cellulare.

Infatti, a ogni inspirazione il diaframma comprime il fegato, la milza e l'intestino, mandando in circolo una maggior percentuale di sangue.

Si ricorda, infatti, che questi due organi in condizioni di basse temperature (ad esempio in sessioni di allenamento in lago o battute di pesca invernali) possono trattenere dal 30 al 50% del volume di sangue circolante con conseguente riduzione dell'ossigenazione di tutti gli altri distretti.

Durante la fase di espirazione il diaframma assume un ruolo da protagonista nella circolazione venosa. Infatti, ogni volta che si innalza funge da perfetta pompa che spinge, attraverso la vena cava, sangue ricco di detriti verso il cuore, agevolandolo nel suo compito.

Gli yogi definiscono il diaframma come un secondo cuore venoso: infatti, in un soggetto medio il diaframma compie circa 18 escursioni al minuto per un totale di 1.000 compressioni dei vasi all'ora.

Il "cuore diaframma" batte 24.000 volte al giorno e ci agevola nel migliorare l'ossigenazione di tutti i nostri distretti.

■IMPARARE LA RESPIRAZIONE DIAFRAMMATICA

Dopo questa lunga premessa, non dovrebbe essere difficoltoso immaginare come dovrebbe avvenire la respirazione diaframmatica. Prima di lanciarsi in una pratica avventata è consigliabile percorrere delle fasi intermedie che, anche se non propriamente corrette ai fini respiratori, agevolano molto il meccanismo di autoascolto e consapevolezza respiratoria.

I paragrafi seguenti identificheranno degli esercizi respiratori che vi permetteranno di aumentare la vostra coordinazione respiratoria assimilando i rispettivi automatismi.

■RESPIRAZIONE ADDOMINALE

L'esecuzione della respirazione addominale ha come obiettivo quello di prendere coscienza del significato di avere la cintura addominale rilassata e quello di iniziare ad ascoltare i primi movimenti del diaframma.

Partendo da una delle posture base descritte nel paragrafo precedente (assicuratevi di avere da colonna vertebrale ben dritta) iniziate a respirare lentamente. Ponete ora una mano a livello addominale e l'altra a livello delle costole fluttuanti e seguitate a respirare verificando che la respirazione coinvolga solamente la parte addominale e che la sezione toracica sia completamente immobile.

Chiaramente, per riuscire in questo esercizio la respirazione non potrà essere molto profonda. L'inspiro dovrà interrompersi e tramutarsi in espiro appena inizierete a sentire coinvolte le costole fluttuanti.

Inizialmente, durante la fase di inspiro, esasperate l'estroflessione addominale e durante l'espiro spingete in dentro la pancia. Questa pratica vi permetterà di amplificare le sensazioni che si provano e nei passi successivi sarete facilitati nel controllo addominale.

Una volta automatizzato il movimento, orientate la vostra attenzione solo sul movimento della porzione addominale alta, cercando invece di isolare e fermare la parte bassa.

4 / LE POSTURE PER RESPIRARE

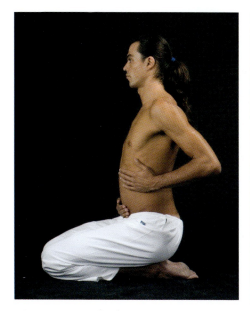

Figura 33
Inspirazione Addominale

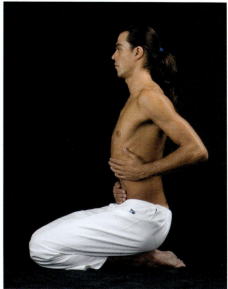

Figura 34
Espirazione Addominale

Questa tipologia di respirazione agevola l'apprendimento della respirazione diaframmatica e inoltre ha degli ottimi effetti a livello di rilassamento.

Capita infatti, che alcuni eventi stressanti determinino delle contrazioni a livello muscolare e spesso la fascia addominale viene coinvolta da questi spasmi o contratture (pensate ad esempio a quella sensazione che, quando siamo nervosi, ci fa sembrare di avere una farfalla che batte le ali nel nostro stomaco, o ancora a eventuali attacchi di dissenteria associati a situazioni particolarmente stressanti e/o eccitanti).

La respirazione addominale può indurre il rilassamento di tali zone restituendo sensazioni di benessere, leggerezza e tranquillità (figura 33 e 34).

■ RESPIRAZIONE TORACICA

Come nel caso della respirazione addominale, anche l'allenamento della respirazione toracica punta al miglioramento della consapevolezza respiratoria; inoltre, questa pratica inizia a sollecitare i muscoli intercostali allenando l'elasticità e la mobilità della gabbia toracica.

Questo esercizio è particolarmente utile se eseguito successivamente alla respirazione addominale, quindi la postura sarà quella acquisita precedentemente.

Le mani saranno così posizionate: una sulle costole, l'altra a livello addominale esattamente sotto lo sterno.

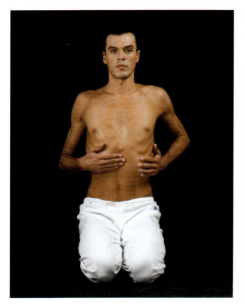 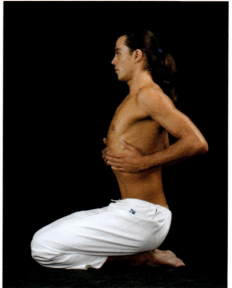

Figura 35   *Figura 36*

Durante l'inspirazione dovremo sentire l'espansione toracica, ma la fascia addominale dovrà essere immobile.

Quando la fase toracica sarà completata, è probabile sentire l'iniziale coinvolgimento della parte più alta dell'addome.

Memorizzate la sensazione, in quanto rappresenta il momento in cui il diaframma inizia ad abbassarsi per assecondare l'espansione polmonare (figura 35 Respirazione Toracica – fase 1).

Inizialmente riconoscerete il movimento del diaframma perché i polpastrelli percepiranno l'estroflessione della porzione più alta dell'addome; con il tempo e la pratica sarete in grado di percepire il coinvolgimento diaframmatico anche senza l'appoggio della mano. A questo punto potete eseguire la respirazione toracica con entrambe le mani sulle costole fluttuanti.

In condizione di espirazione i polpastrelli delle rispettive mani si toccheranno; durante l'inspiro, invece, le mani tenderanno a distanziarsi sempre più in funzione della vostra espansione toracica (figura 36 Respirazione toracica – fase 2).

Un esercizio che può migliorare sia l'elasticità sia la forza dei muscoli intercostali è quello di far forza sulla parete costale attraverso le mani.

Così facendo, durante la fase espiratoria la compressione aumenterà la chiusura toracica, mentre durante la fase di inspirazione le mani si opporranno all'espansione delle costole e i muscoli intercostali dovranno implementare la loro potenza per contrastare questa forza opposta.

■COORDINARE RESPIRAZIONE TORACICA E ADDOMINALE

La coordinazione di movimento rappresenta la capacità di controllare correttamente e volontariamente un certo distretto in movimento.

Ecco perché anche a livello respiratorio è opportuno trovare una buona coordinazione.

Questa sequenza di esercizi pertanto, non rappresenta il modo corretto di respirare, ma ha lo scopo di aumentare il controllo di tutte le strutture coinvolte nell'atto respiratorio.

Poter controllare agevolmente i vari distretti significa poterli poi escludere quando necessario o nel caso in cui venga richiesto da alcune pratiche respiratorie proposte successivamente.

ESERCIZIO 1 (INDIPENDENZA DI MOVIMENTO)

- Assumete una postura stabile e consona alla respirazione.
- Mettete una mano a livello addominale e l'altra a livello toracico.
- Eseguite una inspirazione addominale.
- Eseguite una espirazione addominale.
- Eseguite una inspirazione toracica.
- Eseguite una espirazione toracica.
- Proseguite in questa alternanza fino al raggiungimento di una buona indipendenza di movimento e controllo addominale e costale.
- Respirate esclusivamente attraverso il naso.

ESERCIZIO 2 (COORDINAZIONE DI MOVIMENTO)

- Assumete una postura stabile e consona alla respirazione.
- Mettete una mano a livello addominale e l'altra a livello toracico.
- Eseguite una inspirazione addominale.
- Proseguite nell'inspirazione coinvolgendo ora la parte toracica.
- Trattenete il respiro per alcuni secondi a polmoni pieni.
- Riprendete la respirazione partendo da una espirazione toracica.
- Concludete lo svuotamento polmonare attraverso una espirazione addominale.
- Trattenete il respiro per alcuni secondi a polmoni vuoti.
- Proseguite nella pratica fino al raggiungimento di una buona coordinazione di movimento tra fase addominale e fase costale.
- Respirate esclusivamente attraverso il naso.

ESERCIZIO 3 (COORDINAZIONE DI MOVIMENTO)

- Assumete una postura stabile e consona alla respirazione.
- Mettete una mano a livello addominale e l'altra a livello toracico.
- Eseguite una inspirazione addominale.
- Proseguite nell'inspirazione coinvolgendo ora la parte toracica.
- Trattenete il respiro per alcuni secondi a polmoni pieni.
- Riprendete la respirazione partendo da una espirazione addominale.
- Concludete lo svuotamento polmonare attraverso una espirazione toracica.
- Trattenete il respiro per alcuni secondi a polmoni vuoti.
- Proseguite nella pratica fino al raggiungimento di una buona coordinazione di movimento tra fase addominale e fase costale.
- Respirate esclusivamente attraverso il naso.

ESERCIZIO 4 (COORDINAZIONE DI MOVIMENTO ASSOCIATA ALL'APNEA)

- Assumete una postura stabile e consona alla respirazione.
- Mettete una mano a livello addominale e l'altra a livello toracico.
- Eseguite una inspirazione addominale.
- Trattenete ora respiro (i polmoni sono riempiti parzialmente).
- Immaginate ora di dover traslare l'aria nella zona alta dei polmoni, ritirate pertanto il ventre (sempre in apnea) verso la colonna vertebrale e sentite l'espansione della gabbia toracica.
- Immaginate ora di riportare l'aria a livello addominale, rilasciate la cintura addominale e lasciate che la gabbia toracica riduca il proprio volume a quello originario.
- Ripetere l'immaginario ciclo di spostamento d'aria ancora una volta.
- Eseguite una espirazione addominale a conclusione dell'esercizio.
- Proseguite nella pratica fino al raggiungimento di una buona coordinazione di movimento: l'apnea deve essere agevole, evitare di prolungata eccessivamente.
- Respirate esclusivamente attraverso il naso.

■ RESPIRAZIONE DIAFRAMMATICA

Una volta raggiunto un buon automatismo nell'esecuzione di tutti gli esercizi precedenti; sarà alquanto agevole arrivare alla respirazione diaframmatica completa.

Inizialmente sarà un meccanismo volontario a farvela eseguire, ma se la pratica sarà frequente e costante ne deriveranno delle variazioni posturali che associate a una maggior tonicità di tutti i muscoli deputati alla respirazione vi porteranno ad assumerla come respirazione naturale.

Ne conseguono dei benefici enormi e non solo a livello apneistico.

Pertanto, nella respirazione diaframmatica sarà rigorosamente obbligatorio il controllo della cintura addominale (figura 38), in quanto abbiamo visto che il diaframma riesce comunque a scendere (e lo fa addirittura meglio) anche se l'addome non flette vistosamente verso l'esterno.

La sola parte che potrà cedere leggermente sarà la porzione subito sotto lo sterno, indicando infatti, l'abbassamento del diaframma come raffigurato.

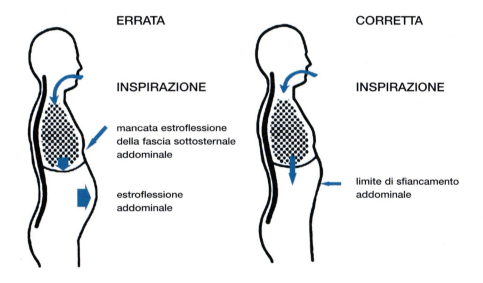

Figura 37   *Figura 38*

Nelle fasi iniziali, per eseguire correttamente la respirazione diaframmatica, ci si potrà aiutare visualizzando il riempimento dei polmoni.

Partire sempre dal riempimento della parte polmonare bassa, così facendo si assocerà un'immagine a una sensazione e con il tempo diventerà sempre più facile e automatico eseguire una corretta procedura.

Proseguire con il riempimento graduale dei polmoni fino ad arrivare all'apice degli stessi.

Nella fase espiratoria è opportuno ricordare anche l'importanza dello svuotamento polmonare (per riempire al meglio i polmoni è sempre opportuno partire da un buono stato di svuotamento) che deve essere profondo.

In questa fase, ascoltare l'innalzamento del diaframma e l'interessamento dei muscoli addominali.

Seguitare nel tempo in questa pratica, esercitatevi in modo frequente e costante fino a quando la respirazione diaframmatica diverrà innata e automatica.

∎RESPIRAZIONE CLAVICOLARE

Quando la respirazione diaframmatica sarà diventata una pratica di routine, vedrete come tutto l'approccio posturale alla respirazione si modificherà.

Anche quando sarete impegnati in inspirazioni particolarmente profonde, noterete come raramente le spalle verranno coinvolte con un innalzamento grossolano alla fine dell'atto respiratorio.

Ciò non significa rimanere immobili, ma la nuova consapevolezza respiratoria far sì che ogni movimento sia misurato, armonico e rilassato.

Anche la fase finale dell'inspirazione con il coinvolgimento subclavicolare tenderà all'apertura e il movimento sarà minimo.

∎RIASSUNTO POSTURALE

Come potete constatare dalle sezioni appena trattate, il denominatore comune è il raddrizzamento della colonna vertebrale.

Per riuscire correttamente in questa pratica, la mobilità del bacino e delle anche giocano un ruolo fondamentale in quanto la loro elasticità consente i movimenti in assoluto rilassamento, senza dover fare sforzi muscolari per mantenere la posizione desiderata.

Ecco perché l'hatha yoga mira a un corpo elastico e potente. Questa condizione permette, infatti, di rimanere a lungo nelle posizioni appena viste, senza avvertire dolore o pesantezza muscolare in modo da poter dirigere la propria attenzione e concentrazione sulle tecniche di controllo della respirazione e/o meditative.

L'altro aspetto fondamentale è il controllo della cintura addominale: questa condizione permette, infatti, il maggior sfruttamento del muscolo diaframmatico con i conseguenti benefici di ossigenazione alveolare e circolatori.

Ogni esercizio deve essere eseguito respirando esclusivamente attraverso il naso, tranne se indicate differenti modalità di respirazione.

5 / LE CARATTERISTICHE DEL RESPIRO

Nel paragrafo concernente l'anatomia polmonare abbiamo visto come la tendenza di un soggetto medio sia quella di utilizzare un piccola parte della sua capacità totale. Possiamo identificare questa caratteristica come la **profondità del respiro**.

Altre variabili fanno parte del fenomeno della respirazione e sono rispettivamente la **frequenza del respiro** e il **rapporto tra inspirazione ed espirazione**.

Imparando prima a conoscerci testando ciascuno le proprie caratteristiche del respiro con gli esercizi che verranno proposti a breve, potremo agire successivamente sulle rispettive variabili per incrementare e allenare le nostre capacità.

Migliore sarà il nostro respiro (quantitativamente, ma soprattutto qualitativamente) migliore sarà dunque la nostra apnea.

Il primo principio di carattere generale da ricordare è che una respirazione profonda e lenta è il cardine per un buon rilassamento e una buona ventilazione.

È comunque fondamentale eseguire gli esercizi senza arrivare a condizioni di contrazioni muscolari, in modo da mantenere una corretta fluidità di respiro e avere sensazioni di benessere.

Il pranayama non è una lotta contro se stessi e contro i propri limiti, bensì è un viaggio durante il quale la comprensione dei propri limiti ci consente di spostarli sempre più.

■ LA PROFONDITÀ

Un respiro profondo consente una maggior ventilazione polmonare, quindi un maggior apporto di ossigeno ed energie sottili all'organismo con conseguente beneficio per la vitalità di tutte le nostre cellule.

Il primo pensiero corre dunque a inspirazioni possenti con suggestive espansioni toraciche, ma così facendo il rischio è solo quello di sentirsi gonfio come una zampogna e non vedere l'ora di espellere l'aria in una espirazione probabilmente poco controllata.

Il processo di rieducazione respiratoria deve essere graduale e misurato alle caratteristiche di ognuno di noi.

Inizieremo con cicli respiratori più profondi del solito, ascoltando le nuove sensazioni che si provano. Con la pratica si incrementeranno sempre di più i volumi di aria assimilata ed espulsa con l'accorgimento di non cadere in affanno e non perdere il controllo della fase inspiratoria e/o espiratoria.

L'atto profondo agevola inoltre il rallentamento del ritmo respiratorio (frequenza): infatti, la maggior quantità di aria potrà essere espulsa, o immagazzinata, in un maggior lasso di tempo.

Siamo pronti per prendere in esame il punto successivo, cioè la frequenza.

Ricordo al lettore che anche se i vari argomenti vengono trattati separatamente, ogni funzione del nostro corpo si ripercuote puntualmente su tutto il resto ed è opportuno provare a sviluppare la consapevolezza della nostra globalità. Non a caso useremo la respirazione e la sua straordinaria potenza per gestire nel modo migliore il rilassamento necessario per un'apnea piacevole, sicura e divertente.

■LA FREQUENZA E IL RAPPORTO TRA INSPIRAZIONE ED ESPIRAZIONE

Abbiamo visto come il numero medio di cicli respiratori sia di circa diciotto al minuto; se la profondità del respiro aumenta la frequenza può essere ridotta.

Un ritmo lento è il primo passo per il rilassamento fisico e per la decontrazione muscolare, entrambe condizioni ideali per iniziare una qualsiasi prestazione apneistica.

Seguendo quanto detto, si può arrivare a una prima conclusione che non apparirà particolarmente illuminante, ma che è importante per iniziare a testare il nuovo modo di respirare.

La respirazione lenta non è sufficiente, ma gioca un ruolo fondamentale **il rapporto** che si instaura **tra inspirazione ed espirazione**.

Le migliori condizioni per iniziare l'apnea sono la decontrazione muscolare, il battito cardiaco lento e fluido e uno stato di quiete mentale.

Attraverso il controllo della respirazione saremo in grado di creare una concatenazione di eventi che porterà alla condizione sopradescritta e tanto ambita.

Per notare i primi benefici iniziamo a eseguire delle prove di respirazione che renderanno concreti i concetti appena espressi.

ESERCIZIO

- Mettetevi in una posizione comoda tra quelle descritte nei paragrafi precedenti, munitevi di cardio frequenzimetro e iniziate a testare il vostro battito cardiaco in condizione di respirazione normale.

- Accelerate ora il ritmo respiratorio forzandolo leggermente (iperventilazione) e verificate sul cardio frequenzimetro come il cuore risponde con un'accelerazione dei battiti.

- Provate ora a respirare lentamente e profondamente; mantenendo un tempo di espirazione almeno doppio rispetto a quello di inspirazione e verificate come il ritmo cardiaco rientra rapidamente entro i parametri o addirittura rallenta ulteriormente con frequenze inferiori ai valori di partenza.

Ecco dimostrato che attraverso il controllo del respiro possiamo agire direttamente anche sul cuore.

La regola dunque è:

respirare in modo lento e profondo mantenendo un tempo di espirazione almeno doppio rispetto a quello di inspirazione.

Ma come facciamo a sapere qual è il nostro tempo ideale?

■LA RESPIRAZIONE TRIANGOLARE

Ognuno di noi ha caratteristiche fisiche e psichiche differenti, perciò non esiste un ritmo ideale, ma sappiamo che maggiori saranno i tempi di inspirazione ed espirazione (gestiti con decontrazione e senza cadere in affanno dopo pochi minuti di pratica) migliori saranno gli effetti del rilassamento e della ventilazione.

Per individuare il proprio ritmo è sufficiente eseguire il seguente esercizio che prende nome di respirazione triangolare.

ESECUZIONE

- Mettetevi in una posizione comoda tra quelle descritte nei paragrafi precedenti.
- Respirate profondamente (fatelo esclusivamente con il naso) per alcuni minuti cercando di rallentare il vostro ritmo respiratorio.
- Quando vi sentite pronti per partire con la tabella, inspirate per tre secondi ed espirate per sei (fatelo sempre e solo con il naso e ricordate di riempire e svuotare al massimo i polmoni), ripetete la sequenza per dieci cicli respiratori.
- Se seguendo questo ritmo la respirazione vi è risultata confortevole e gestibile con agio incrementate di un secondo l'inspirazione e modificate di conseguenza l'espirazione e ripete per altri 10 cicli respiratori.
  Esempio: **IN = 4** → **ES = 8**
  (inspirazione 4 secondi ed espirazione 8 secondi).

- Proseguite nella pratica e nell'incremento dei tempi fino a quando troverete che una delle due fasi, inspirazione, espirazione o entrambe diventano difficoltose o poco agevoli.
- Regredite al passo precedente (per esempio se trovate difficoltà nel gestire tempi come **IN = 8 → ES = 16** tornate al ritmo **IN = 7 → ES = 14**), verificate e ritestate la correttezza respiratoria con un ennesima serie da 10 cicli o più.
- Registrate il dato come il vostro ritmo identificativo nella respirazione triangolare.

Ecco alcuni accorgimenti che vi permetteranno di comprendere se l'atto respiratorio è gestito in modo fluido, armonico e confortevole.

Il primo indizio è dato dalla capacità di respirare lentamente e senza fare rumore, ovvero regolando la quantità d'aria che entra ed esce dai vostri polmoni.

Gli yogi chiamano questa caratteristica "la lunghezza del respiro". Per lunghezza si intende la capacità di indurre, attraverso l'espirazione, il movimento di un fiocco di cotone appeso a un filo di seta.

Più un individuo sarà in grado di avvicinare il fiocco alle narici senza che questo venga mosso dagli spostamenti di aria dovuti alla respirazione, migliore sarà la respirazione del praticante.

Il respiro corto, pertanto, rappresenta la modalità ideale di respirare anche nell'esercizio appena descritto.

L'altro accorgimento che avrete notato è quello di respirare solo esclusivamente con il naso. Ogni esercizio che prenderemo in esame nella sezione delle tecniche di respirazione a secco dovrà essere svolto secondo questa modalità, salvo esercizi specifici dove sarà indicata la necessità di respirare in modo differente.

Perché è importante respirare solo con il naso?
Proviamo ad arrivarci per intuizione...

Vi invito a fare un inspiro profondo e a espellere l'aria con la bocca il più lentamente possibile cercando dunque un espiro lunghissimo (cercate di non inserire delle apnee, questo falserebbe il risultato).
Cronometrate il tempo impiegato a espirare completamente.

Ripetete l'esercizio mantenendo gli stessi obiettivi, ma espirando con il naso.
Cronometrate il tempo impiegato a espirare completamente.

In quale delle due modalità vi è parso di poter gestire con maggior facilità l'espiro?
I tempi registrati concordano con le sensazioni avute?

Se avete eseguito correttamente l'esercizio, l'espirazione più lenta dovrebbe essere quella eseguita attraverso la bocca. Ciò accade perché serrando nel modo opportuno le labbra si può regolare la quantità d'aria che esce della bocca. In questo caso la lentezza espiratoria sarà a carico di una sovrapressione che si crea a livello della bocca (l'aria non riesce a uscire in grandi quantità da un buchino), ma non sarà utile a livello diaframmatico.

Il buon controllo respiratorio lo si ha invece quando si è in grado di espirare lentamente e fluidamente attraverso le narici. L'impossibilità di ridurne volontariamente il diametro fa sì che l'inspirazione, ma soprattutto l'espirazione siano a carico del muscolo diaframmatico.

Imparare a respirare lentamente e silenziosamente solo ed esclusivamente con il naso significa deporre delle ottime fondamenta per un buon controllo diaframmatico.

■EFFETTI DELLA RESPIRAZIONE TRIANGOLARE

- Bradicardia.
- Riduzione della pressione arteriosa.
- Decontrazione muscolare.
- Rilassamento generalizzato.
- Stimolazione del sistema vagale.

La pratica di questa respirazione può essere molto utile se utilizzata durante le fasi di recupero tra un'apnea e l'altra.

È sottinteso che in caso di una prestazione particolarmente impegnativa, come in un tuffo in assetto costante, i primi cicli respiratori saranno naturali e mirati a riossigenare il corpo e successivamente, una volta riacquisito il controllo respiratorio, si potrà eseguire quanto appena detto.

Naturalmente la presenza della maschera impone di respirare attraverso la bocca, ma i ritmi possono essere in ogni modo rispettati.

■ALLENARE LA RESPIRAZIONE TRIANGOLARE

Una pratica costante di questa tecnica porterà a dei miglioramenti che permetteranno di incrementare i tempi, ma è anche possibile creare delle tabelle allenanti per indurre il miglioramento.

INSPIRAZIONE (secondi)	ESPIRAZIONE (secondi)	NUMERO CICLI RESPIRATORI
4	8	x 10
5	10	x 10
6	12	x 10
7	14	x 10
8	16	x 10
9	18	x 10

Tabella 2. Se il ritmo individuale è pari a una inspirazione di 5 secondi e una espirazione di 10 secondi

INSPIRAZIONE (secondi)	ESPIRAZIONE (secondi)	NUMERO CICLI RESPIRATORI
4	8	x 6
6	12	x 6
8	16	x 6
10	20	x 6
12	24	x 6
14	28	x 6

Tabella 3. Se il ritmo individuale è pari a una inspirazione di 5 secondi e a una espirazione di 10 secondi

■L'APNEA E IL RESPIRO

Esercitare l'apnea a secco (cioè praticare fuori dall'acqua alcuni esercizi che includono delle apnee) non significa necessariamente tentare dei massimali di apnea statica (anche perché a secco non potremmo godere dei vantaggi derivati dal riflesso d'immersione), ma nel nostro caso ci si prefigge di utilizzare gli effetti benefici, sia fisici sia psichici, che la ritenzione del respiro è in grado di evocare.

Il caso di yogi capaci di apnee ben oltre i venti minuti senza effetti deleteri sull'organismo non devono indurci a tentare acrobazie apneistiche, ma devono solo renderci consapevoli che una conoscenza approfondita del proprio essere consente di spostare i limiti in modo stupefacente.

Gli esercizi che prevedono la ritenzione del respiro inducono, infatti, dei riflessi che modificano il metabolismo corporeo per trovare nuove vie energetiche in alternativa alla ridotta scorta d'ossigeno imposta dall'apnea.

Tale dote è innata in tutti i mammiferi ed è particolarmente sviluppata nei mammiferi acquatici.

Oggetto di studio furono, negli anni sessanta, le foche, le quali (oltre ad avere uno sviluppatissimo riflesso d'immersione capace di portare le pulsazioni cardiache da 80/90 al minuto, quando la foca si trova fuori dall'acqua, a 12 pulsazioni al minuto, quando situata in ambiente acquatico) sono soggette a variazioni metaboliche che inducono la decomposizione parziale degli zuccheri stoccati nei tessuti al fine di produrre nuove energie senza gravare completamente sulla riserva di ossigeno assimilata dall'ultima inspirazione.

Questa variazione metabolica prende il nome di respirazione cellulare e può essere stimolata opportunamente mediante una corretta respirazione.

Nella pratica dell'apnea gioca un ruolo fondamentale la corretta ventilazione fatta nei minuti precedenti e l'ultimo respiro rappresenta solamente lo stoccaggio finale dell'ultima riserva d'aria; infatti l'ossigeno contenuto nell'aria polmonare rappresenta una percentuale effimera rispetto all'ossigeno disciolto nel sangue.

Immaginate di dover fare un'impegnativa escursione in montagna che dura diversi giorni e visualizzate i preparativi riguardanti le scorte alimentari.

Potreste disinteressarvi della preparazione e dell'organizzazione del vostro fabbisogno energetico e non seguire, nei giorni precedenti, un'alimentazione orientata all'impegno fisico che sarà richiesto, ma al momento della partenza, consapevoli delle fatiche imminenti, vi trovereste probabilmente a riempire lo zaino d'ogni scorta alimentare possibile, eccedendo sulle quantità e sul peso da dover trasportare.

Vi trovereste quindi nella condizione di iniziare l'escursione in mediocri condizioni fisiche e dovendo anche trasportare uno zaino di peso eccessivo.

In alternativa, potreste invece programmare attentamente la vostra missione, calcolare il fabbisogno energetico dei vari giorni di marcia riducendo all'indispensabile le scorte, ma rendendo molto più agevole il trasporto del fardello. Inoltre nutrendovi in modo adeguato nei giorni precedenti, arriverete al giorno della partenza nella miglior condizione fisica ed energetica.

Non preparare adeguatamente l'apnea con una buona ventilazione, ma preoccuparsi solamente di immagazzinare più aria possibile durante l'ultimo atto inspiratorio, corrisponde al primo esempio fatto. L'apnea sarà tutt'altro che confortevole e divertente e anche le prestazioni non potranno essere un granché.

■ STIMOLARE LA RESPIRAZIONE CELLULARE

Spesso prendiamo in considerazione la sola respirazione polmonare (o respirazione esterna) ovvero quel meccanismo che coinvolgendo i polmoni e i rispettivi alveoli, determina lo scambio gassoso con assimilazione d'aria nuova e conseguente espulsione d'aria usata.

Abbiamo visto come il rallentamento dei ritmi di ventilazione determini degli adattamenti fisiologici come bradicardia, riduzione della pressione arteriosa e decontrazione muscolare che apportano notevoli vantaggi nell'apnea.

Se alle fasi di inspirazione ed espirazione aggiungiamo delle apnee, sia a polmoni pieni sia a polmoni vuoti, potremo indurre altri adattamenti metabolici che agevolerebbero ulteriormente l'apnea.

È proprio la ritenzione, infatti, che è in grado amplificare la respirazione cellulare. Quando si trattiene il fiato si inducono, infatti, precisi effetti sul sistema nervoso vegetativo e in particolar modo a livello del centro respiratorio situato al livello occipitale in corrispondenza del bulbo cefalorachidiano.

Ogni qual volta l'apnea supera i venti secondi, il corpo si adatta inducendo la scissione parziale degli zuccheri stoccati come riserva energetica. Questa manovra ha lo scopo di ottenere nuove fonti d'ossigeno compensando la momentanea interruzione di flusso proveniente della sorgente polmonare.

Come capire se stiamo stimolando opportunamente la respirazione cellulare?

È assai semplice constatare se stiamo eseguendo correttamente le tecniche di ritenzione del respiro.

Il sistema respiratorio, oltre alla funzione di scambi gassosi, gioca un ruolo fondamentale nella termoregolazione corporea: non a caso quando siamo febbricitanti il ritmo respiratorio si innalza al fine di espellere maggiormente il calore corporeo.

Facendo apnea interrompiamo il funzionamento del "radiatore polmoni", perciò avremo un conseguente aumento della temperatura interna.

Se eseguiamo gli esercizi correttamente, avremo dunque una netta sensazione di calore spesso associata a notevole sudorazione, in quanto entra in funzione il "radiatore pelle".

■ APNEA E RILASSAMENTO: PERCHÉ?

Vi siete mai chiesti perché fate apnea?

Uno spettatore che non pratica questa disciplina potrebbe giustamente chiedersi quale gioia proviamo nel trattenere il fiato per lunghi minuti osservando le piastrelle incrostate della piscina, magari accompagnati dalla musica tecno dell'acquagym della corsia a fianco.

Un altro spettatore potrebbe definirci bizzarri nel vederci fare ripetutamente su e giù da un cavo, magari in un lago buio e freddo.

5 / LE CARATTERISTICHE DEL RESPIRO

Eppure l'apnea è in forte crescita, al punto che iniziano a esserci i primi professionisti che vivono insegnando questa meravigliosa disciplina.

Ci sarà un perché se oltre quattro milioni di persone in Europa praticano questo sport.

Molti di voi ameranno quella sensazione che si prova alla fine di una sessione di allenamento, sensazione di leggerezza, lucidità e benessere che ci spingono a continuare questa pratica sportiva.

Abbiamo detto che l'apnea è capace di stimolare il sistema nervoso vegetativo: entriamo ora nello specifico per vedere cosa accade esattamente.

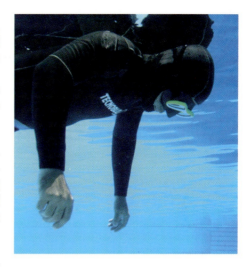

Figura 39

Il sistema nervoso della vita vegetativa si compone di due parti, il sistema simpatico e il sistema vagale (o parasimpatico).

Questi due sistemi innervano i vari organi e hanno funzioni antagoniste: il primo funge da acceleratore stimolando gli organi al lavoro e il secondo funge invece da freno.

Oggigiorno l'uomo medio è legato ad ambienti che lo sovraccaricano di stimoli; questo eccesso di agenti "stressogeni" determina una permanente sovrastimolazione del sistema simpatico, inducendo una traslazione dell'equilibrio vegetativo verso la sovraeccitazione.

I soggetti definiti simpaticotonici risentono di questa condizione manifestando sintomi precisi quali palpitazioni, difficoltà nella digestione, costipazione, bocca arida, mani e piedi sudati e pallori improvvisi.

L'apnea, intesa in questo momento come ritenzione del respiro, è invece in grado di stimolare il sistema parasimpatico.

Il centro vagale, infatti, parte in prossimità del centro respiratorio descritto in precedenza, ecco perché un'apnea prolungata è in grado di ristabilire l'equilibrio neurovegetativo.

È dunque spiegato il motivo per cui le tecniche di respirazione a secco e/o le sessioni di allenamento in acqua determinano tutti questi benefici.

Benefici che, ripetiamo, non sono solamente a livello di scambi gassosi con miglior ossigenazione di tutte le cellule, ma con notevoli vantaggi per il sistema nervoso con una rivitalizzazione profonda.

La pratica costante dell'apnea è dunque allenante, determina dinamismo fisiologico e ci rende più resistenti agli agenti stressogeni.

■ LA RESPIRAZIONE QUADRATICA

La respirazione quadratica aggiunge due fasi di ritenzione del respiro (denominata dagli yogi Kumbhaka) oltre alla fase di inspirazione e quella di espirazione.

L'atto respiratorio completo si svolgerà perciò in quattro tempi:

1. Inspirazione (Puraka)
2. Apnea a polmoni pieni (Antara Kumbhaka)
3. Espirazione (Rechaka)
4. Apnea a polmoni vuoti (Bahir Kumbhaka)

Da questa base introduttiva si svilupperanno tutti gli esercizi che esporremo successivamente.

ESECUZIONE

- Mettetevi in una posizione consona come il loto, una delle sue varianti oppure la posizione del diamante.
  L'assunzione di una di queste posture gioca un ruolo fondamentale in quanto esse inducono una riduzione della circolazione nelle gambe agevolando quella a carico di cervello, cuore e organi vitali.
- Respirate profondamente (fatelo esclusivamente con il naso) per alcuni minuti, cercando di rallentare il vostro ritmo respiratorio.
- Anche in questo caso dovrete indagare e trovare il vostro ritmo.
- Quando vi sentite pronti per partire con la tabella inspirate per due secondi, trattenete il respiro a polmoni pieni per altri due secondi, espirate per quattro secondi (fatelo sempre e solo con il naso) e infine fate un'apnea di due secondi… ripetete la sequenza per dieci cicli respiratori.
- Se seguendo questo ritmo la respirazione vi è risultata confortevole, incrementate di un secondo l'inspirazione e modificate di conseguenza sia le apnee (saranno pari al tempo di inspirazione) sia l'espirazione.
  Esempio: **IN = 3 sec → APNEA a polmoni pieni = 3 sec → ES = 6 sec → APNEA a polmoni vuoti = 3 sec.**
- Proseguite nella pratica e nell'incremento dei tempi fino a quando troverete che una o più delle quattro fasi, diventano difficoltose o poco agevoli.
- Regredite al passo precedente e ritestate la correttezza respiratoria con un'altra serie da 10 cicli o più.
- Registrate il dato come il vostro ritmo identificativo nella respirazione quadratica.

■EFFETTI DELLA RESPIRAZIONE QUADRATICA

- Bradicardia.
- Riduzione della pressione arteriosa.
- Induzione grossolana del riflesso d'immersione (non essendo in acqua).
- Induzione della respirazione cellulare.
- Stimolazione del sistema nervoso parasimpatico.
- Aumento degli scambi gassosi a livello alveolare.
- Incremento della temperatura corporea.
- Sudorazione ed eliminazione di tossine.
- Decontrazione muscolare.
- Rilassamento generalizzato.

Come potete costatare i benefici sono molteplici.

Se la respirazione triangolare poteva poi essere utilizzata durante le fasi di recupero tra una apnea e l'altra, questa tecnica non è applicabile, ma potrà essere molto utile nelle fasi di preparazione a secco prima della sessione di allenamento.

■ALLENARE LA RESPIRAZIONE QUADRATICA

La pratica di questa tecnica mira a incrementare la capacità di trattenere il fiato in modo agevole, usufruendo e amplificando tutti i vantaggi descritti precedentemente.

inspirazione (secondi)	apnea a polmoni pieni (secondi)	espirazione (secondi)	apnea a polmoni vuoti (secondi)	numero cicli respiratori
4	/	8	/	x 8
4	4	8	/	x 8
4	4	8	4	x 8
4	8	8	4	x 8
4	8	8	8	x 8

Tabella 4. Partenza dalla respirazione triangolare con inserimento graduale di apnee.

inspirazione (secondi)	apnea a polmoni pieni (secondi)	espirazione (secondi)	apnea a polmoni vuoti (secondi)	numero cicli respiratori
4	4	8	4	x 6
5	5	10	5	x 6
6	6	12	6	x 6
7	7	14	7	x 6
8	8	16	8	x 6

Tabella 5. Incremento graduale delle quattro fasi della respirazione.

inspirazione (secondi)	apnea a polmoni pieni (secondi)	espirazione (secondi)	apnea a polmoni vuoti (secondi)	numero cicli respiratori
5	10	10	5	x 6
5	12	10	6	x 6
5	14	10	7	x 6
5	16	10	8	x 6
5	18	10	9	x 6

Tabella 6. Tempi di IN ed ES fissi con incremento graduale delle due fasi di apnea.

■ LA MOLTITUDINE DEGLI ESERCIZI

Il pranayama si espande in una quantità innumerevole di esercizi. L'intento di questo volume è quello di identificare alcune tecniche che possano risultare utili alla pratica dell'apnea. Si cercherà perciò di prendere in esame quegli esercizi nei quali si riscontrano maggiori affinità alle esigenze specifiche dell'apneista.

■ NĀDI SODHANA

Rappresenta uno degli esercizi classici e più conosciuti del pranayama.
Consiste in una respirazione alternata tra le due narici, le Nādi appunto. Questa respirazione lenta e senza ritenzione del respiro ha lo scopo di eguagliare ed equilibrare il passaggio d'aria attraverso le narici stesse.

5 / LE CARATTERISTICHE DEL RESPIRO

La sua esecuzione risulta particolarmente utile all'apneista (il famoso Jaques Mayol la praticava abitualmente prima delle sue sessioni di allenamento) nelle fasi che precedono l'entrata in acqua in quanto, oltre ad avere effetti benefici sia a livello d'ossigenazione sia di rilassamento, essa consente di individuare rapidamente eventuali blocchi o riduzioni funzionali a carico di una narice o dell'altra.

Agendo di conseguenza con tecniche apposite per liberare le narici, si prosegue nella pratica verificando il corretto funzionamento.

La buona pervietà delle narici è fondamentale per l'apneista in quanto l'ostruzione causata da muco o da situazioni di momentaneo gonfiore della mucosa nasale potrebbero rendere difficoltosa o impossibile la compensazione, compromettendo la buona riuscita della sessione di allenamento.

Essendo una respirazione alternata, le narici dovranno essere otturate dalle nostre dita. Vediamo in quale modo.

Mettete il dito indice e medio della mano destra sopra il setto nasale ed esattamente tra le sopracciglia; a questo punto vedrete che sarà abbastanza naturale occludere la narice destra con il pollice e, in alternanza, la narice sinistra con l'anulare e il mignolo (figura 40).

Durante l'esecuzione di Nādi Sodhana, per evitare di incappare in una rapida pesantezza del braccio destro, cercate di tenerlo il più possibile vicino allo sterno.

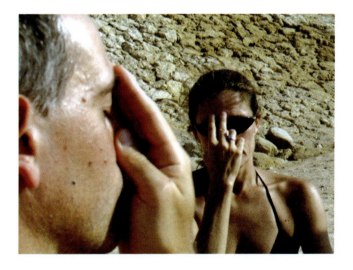

Figura 40

ESECUZIONE

- Mettetevi in una posizione consona: loto oppure una delle posture debitamente descritte (figura 41 e 42).
- Espirate profondamente e lentamente senza occludere alcuna narice.
- Tappate la narice destra e inspirate attraverso quella sinistra. Assicuratevi che l'inspirazione sia silenziosa, lenta e profonda (figura 43).
- A fine inspirazione tappate la narice sinistra ed espirate attraverso la destra, sempre lentamente e silenziosamente (figura 44).
- A espirazione completata inspirate nuovamente a destra.
- Occludete nuovamente la narice destra e ripetete una espirazione e una inspirazione a sinistra.
- Continuate con questa alternanza e con ritmo lento cercando di livellare la quantità di aria che passa nelle due narici.

All'inizio della pratica saranno molte le variabili alle quali dovrete pensare: le dita, le narici, l'inspiro, l'espiro, la postura etc. e vi potrebbe sembrare di essere legati e un po' goffi.

Non importa, seguitate nell'esecuzione di questo esercizio e vedrete che anche in questo caso i movimenti diverranno automatici e potrete addirittura iniziare a inserire i vostri ritmi di respirazione abituale (ad esempio quelli della respirazione triangolare).

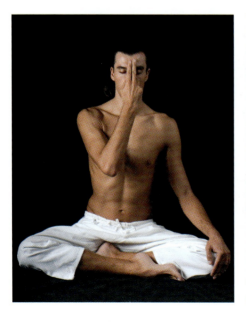
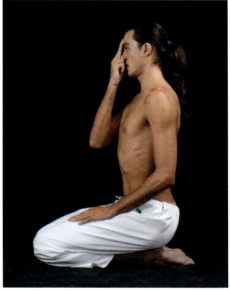

Figura 41 Figura 42

5 / LE CARATTERISTICHE DEL RESPIRO 61

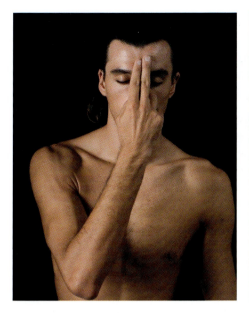 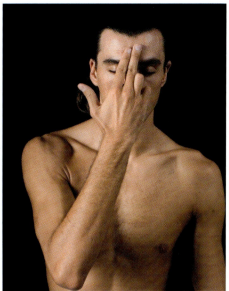

Figura 43 *Figura 44*

Se durante i primi minuti avvertite dei considerevoli limiti o blocchi totali di una delle due narici, interrompete la pratica e seguite uno dei procedimenti descritti per liberare la narice ostruita.

Innanzi tutto dovreste aver già provveduto a lavare le vie aeree attraverso la doccia nasale; se non lo avete fatto, ricordate che questo dovrebbe essere sempre il primo passo prima di una sessione di respirazione.

In caso contrario il primo procedimento è il più semplice, ma anche il più lento, e consiste nello sdraiarsi su lato opposto alla narice otturata (se la narice sinistra è chiusa ci coricheremo sul lato destro), dopo qualche minuto di rilassamento la narice si libera e potete riprendere la pratica.

Un altro procedimento abbastanza semplice da eseguire consiste nel premere una particolare zona sotto l'ascella opposta alla narice occlusa. Dato che non è immediato individuare tale zona, è consigliabile coinvolgere una zona più estesa premendo con forza l'ascella contro lo schienale di una sedia.

Il procedimento che segue è il più difficile da eseguire, ma una volta individuato il punto esatto su cui fare pressione, le narici si libereranno molto rapidamente. Consiste nel premere in modo deciso con il pollice un preciso punto situato nella zona cervicale, esattamente vicino alla base del cranio. L'individuazione di tale punto non è immediata, ma una volta trovato è di sicura efficacia.

■ANULOMA VILOMA

L'evoluzione di Nādi Sodhana introduce nella pratica sopracitata delle apnee, e prende il nome di Anuloma Viloma.

I benefici sono gli stesi di Nādi Sodhana con l'aggiunta che viene stimolata e accentuata la respirazione cellulare.

Questo esercizio libera le vie aeree agevolando le imminenti manovre di compensazione e ossigena al meglio tutti i tessuti, predisponendoli a una confortevole pratica dell'apnea.

Questa pratica risulta molto utile per l'apneista perché inizia anche a stimolare il riflesso di immersione ed è dunque di preparazione in ogni disciplina (apnea statica, apnea dinamica e apnea in assetto costante).

La postura di partenza sarà la stessa dell'esercizio precedente e anche la mano destra opererà allo stesso modo.

ESECUZIONE

- Mettetevi in una posizione consona: loto oppure una delle posture precedentemente descritte.
- Espirate profondamente e lentamente senza occludere alcuna narice.
- Tappate la narice destra e inspirate attraverso quella sinistra. Assicuratevi che l'inspirazione sia silenziosa e lenta.
- A fine inspirazione tappate la narice sinistra e fate un'apnea a polmoni pieni.
- A fine apnea aprite la narice destra ed espirate lentamente e silenziosamente.
- A espirazione completata inspirate nuovamente a destra.
- A fine inspirazione fate nuovamente un'apnea a polmoni pieni.

Continuate con questa alternanza e con ritmo lento, cercando di livellare la quantità di aria che passa nelle due narici.

■ACCORGIMENTI

In tutti gli esercizi dove sono previste delle apnee è facile oltrepassare le proprie capacità. La consapevolezza di essere apneisti (teoricamente abituati a trattenere il fiato), la voglia di fare bene e la freschezza dei primi minuti di esercizio possono spesso portare a eseguire delle ritenzioni troppo lunghe.

Quando giunge poi il momento di dover espirare mantenendo un tempo doppio rispetto a quello dell'inspirazione capita invece di perdere il controllo e di doverlo fare troppo in fretta falsando l'obiettivo dell'esercizio.

Ricordate che questi esercizi non sono solamente esercizi di apnea, ma rappresentano un importante lavoro di coordinazione e di autoconoscenza.

È molto importante lavorare in modo graduale orientando la propria concentrazione sull'autoascolto e non sulla prestazione.

Altro elemento di disturbo può essere dato dalla perdita di controllo del diaframma nella prima fase dell'espirazione subito dopo l'apnea. Ciò accade perché il diaframma deve ripartire da fermo e l'apertura improvvisa delle vie aeree crea una depressione che induce un movimento rapido del diaframma nella prima porzione della espirazione.

Per ovviare a questo piccolo inconveniente è sufficiente, prima di iniziare l'espirazione, inspirare alcuni cm^3 d'aria. Questa manovra (simile per principio a quella che si esegue per disinserire il freno a mano dell'auto) consente di riavviare il movimento diaframmatico senza strappi e/o accelerazioni improvvise.

Lo stesso principio vale anche per quando si deve riprendere aria dopo un'apnea a polmoni vuoti.

6 / ESERCIZI PER AUMENTARE L'ELASTICITÀ TORACICA

Come abbiamo detto all'inizio di questo manuale, la capacità polmonare di un soggetto medio non può svilupparsi oltre i venti anni di età circa.

Ciò non significa però che non possiamo migliorare ciò che già abbiamo.

Se i nostri polmoni sono rinchiusi in una gabbia toracica rigida e contratta, avranno ben poche possibilità di esprimere il loro potenziale.

Se invece le nostre costole sono capaci di grandi e fluide espansioni, potremo sfruttare al massimo i nostri polmoni senza quella fastidiosa sensazione che ci fa sentire gonfi e goffi.

La serie di esercizi e tecniche pranayama in questione, mira a lavorare sulla struttura muscolare intercostale e dorsale al fine di elasticizzarla e consentire una maggior espansione della gabbia toracica.

In alcune discipline dell'apnea come l'apnea statica e/o l'apnea dinamica si cerca di non iniziare la prestazione a polmoni completamente pieni, ma riempiendoli all'80% circa, perché si vuole evitare di partire con la sgradevole sensazione di sentirsi troppo stirati con conseguente perdita di concentrazione e rilassamento.

Concordo pienamente con la necessità di iniziare una qualunque prestazione apneistica nelle migliori condizioni di rilassamento, ma non sono convintissimo sulla necessità di non poter sfruttare completamente e comodamente la nostra capacità polmonare: è solo una questione di esercizio, allenamento e abitudine.

Non a caso ho visto personalmente gli atleti più forti del mondo cimentarsi in apnee statiche dopo aver immagazzinato più aria possibile (alcuni eseguendo anche la carpa, tecnica che sconsiglio e che descriveremo nei paragrafi successivi).

Nella seguente sezione analizzeremo come far lavorare al meglio polmoni e torace, allenando quest'ultimo a estensioni e stiramenti per migliorare il comfort in acqua anche quando immagazziniamo il massimo dell'aria nei nostri polmoni.

■SITALI

Sitali rappresenta per gli apneisti un ottimo esercizio sia per la gestione dei ritmi di respirazione sia per l'utilizzo adeguato della bocca durante la fase di inspirazione.

Rappresenta, infatti, uno dei pochi esercizi del pranayama durante il quale l'inspirazione viene eseguita attraverso la bocca.

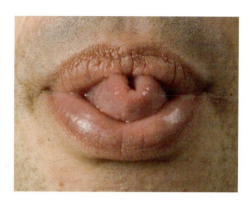

Figura 45

Dato che anche in questo esercizio l'inspirazione dovrà essere prolungata, si usa una particolare disposizione della lingua al fine di ridurre al minimo il passaggio dell'aria. Se la manovra indicata in figura (figura 45) è eseguita correttamente, l'effetto sonoro di questa inspirazione è un sibilo.

Arrivati a un riempimento polmonare del 70% circa si esegue l'ultima parte dell'inspirazione vocalizzando in modo aspirato le lettere A e infine O (figura 46 e 47).

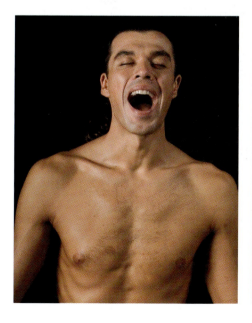

Figura 46

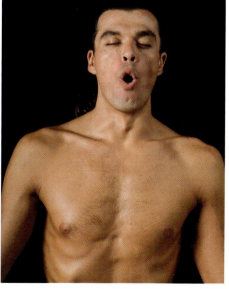

Figura 47

L'effetto globale di questa aspirazione di aria sarà AAAAAAOOOOO; la AAA ha lo scopo di aumentare al massimo l'apertura della bocca per agevolare la massima entrata di aria a livello polmonare, la OOO invece, ha ruolo di chiusura. Una sorta di fiocchetto che mi permette di incamerare aria fino alla glottide.

Se la manovra viene eseguita correttamente sentiremo, infatti, la pressione dell'aria premere a livello della glottide, e ciò significa che abbiamo fatto il pieno d'aria.

L'espirazione lenta e profonda viene invece eseguita attraverso il naso e, per allungare la durata dell'espirazione, ci si può aiutare contraendo la glottide. Questa manovra, infatti, aumenta l'attrito dell'aria e ne rallenta il passaggio.

ESECUZIONE

- Disponetevi in una postura confortevole tra quelle visionate nella sezione posturale.
- Fate alcuni respiri lenti e profondi per predisporvi fisicamente e mentalmente alla pratica.
- Inspirare per il 70% della capacità polmonare disponendo la lingua come indicato.
- Concludere l'inspiro vocalizzando AAAAAOOOO.
- Trattenere alcuni secondi il respiro per verificare le sensazioni fisiche date dal massimo riempimento dei polmoni.
- Espirare attraverso il naso contraendo la glottide.
- Continuare fino a una gestione confortevole dell'esercizio.

ACCORGIMENTI

Nelle fasi iniziali della pratica l'obiettivo è quello di controllare correttamente le manovre di inspirazione ed espirazione, perciò si può soprassedere sui ritmi da mantenere; cercate comunque di rendere molto lenta la respirazione.

Una volta acquisiti gli automatismi imposti da questa tecnica è bene rispettare tempi di espirazione doppi rispetto a quelli di inspirazione.

Un altro elemento che potrebbe creare frustrazione è dato dal fatto di non riuscire ad "arrotolare" la lingua come da figura: non preoccupatevi, è una questione genetica, perciò non allarmatevi perché non è colpa vostra.

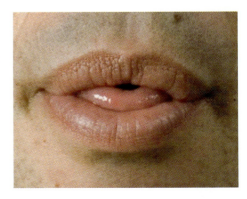

Figura 48

6 / ESERCIZI PER AUMENTARE L'ELASTICITÀ TORACICA

In alternativa potete adottare una manovra simile premendo la lingua contro il labbro superiore: l'effetto sarà molto simile (figura 48).

■ PRĀNA MUDRA

Si tratta di un pranayama associato a dei movimenti che coinvolgono torace braccia e mani che può essere molto utile agli apneisti per aumentare la consapevolezza respiratoria, l'elasticità toracica e abituarsi all'espansione toracica durante la ritenzione del respiro.

La descrizione di questa pratica non è semplicissima ecco perché le immagini sotto riportate riassumono i passi cruciali di questa sequenza agevolando la comprensione.

Prima di descrivere nel dettaglio la pratica, esaminiamo grossolanamente questo pranayama.

L'inspirazione lenta e profonda viene accompagnata dal movimento delle mani, che seguiranno l'immaginario flusso d'aria che dal basso evolve verso la sommità polmonare. A polmoni pieni le mani si troveranno a livello clavicolare; a questo punto inizia l'apnea e mani e braccia continuano il loro movimento fino ad arrestarsi in una posizione di apertura e ricezione.

Dopo l'apnea, le mani torneranno con il movimento inverso a livello clavicolare, dove inizierà l'espirazione lenta e profonda fino a quando a polmoni vuoti le mani torneranno al basso ventre.

Come potete notare, il movimento delle mani è simultaneo all'entrata dell'aria nel sistema respiratorio. In ogni momento le mani si troveranno esattamente

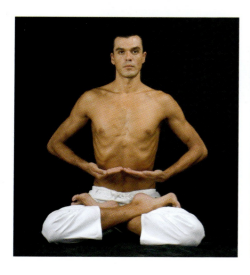
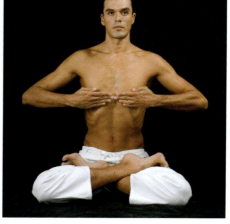

Figura 49 step 1   *Figura 50 step 2*

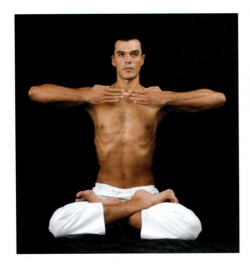
Figura 51 step 3

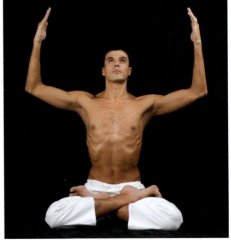
Figura 52 step 4

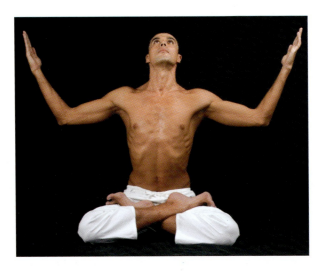
Figura 53 step 5

all'altezza delle strutture anatomiche interessate, in quel preciso istante, nella respirazione.

Da questa precisazione appare evidente la necessità di ascoltarsi attentamente per maturare correttamente nell'esecuzione di questo esercizio.

ESECUZIONE DETTAGLIATA

- Disponetevi in una posizione confortevole tra quelle visionate nella sezione posturale, il loto sarebbe l'ideale.
- Fate alcuni respiri lenti e profondi per predisporvi fisicamente e mentalmente alla pratica (la respirazione viene fatta esclusivamente con il naso).
- Eseguite una espirazione completa aiutandovi con la contrazione della fascia addominale.
- Eseguite la fase diaframmatica.
  Inspirate ora con dolcezza rilasciando la contrazione addominale, ma mantenete il controllo della fascia ventrale.
  Avvertite l'abbassamento del diaframma e la leggera pressione del basso ventre che tende a protendersi in avanti, accompagnate questo movimento con un graduale sollevamento delle mani (palmi verso l'alto) immaginando di avere le dita esattamente all'altezza dei muscoli addominali gradualmente coinvolti. Continuate con il sollevamento delle mani fino a quando le dita si troveranno al confine della gabbia toracica.
- Eseguite la fase toracica.
  L'inspirazione prosegue ora coinvolgendo l'area costale, le mani sono distese e parallele alla gabbia toracica e proseguono il loro movimento ascendente, seguendo l'espansione del torace.
  Quando l'inspirazione sarà quasi completata, le mani si troveranno a livello delle clavicole.
- Eseguite la fase clavicolare.
  L'ultima porzione di aria immissibile nei polmoni avviene portando leggermente verso l'alto i gomiti. Questa manovra consente, infatti, uno stiramento della zona toracica sottoclavicolare, con la possibilità di inspirare ulteriormente.
- Raggiunto il riempimento polmonare è ora di un'apnea a polmoni pieni, mani e braccia proseguono il loro movimento fino ad arrestarsi in una postura recettiva come illustrato in figura.
  L'apnea dovrà essere prolungata fino a un controllo confortevole.
- Inspirare alcuni cm^3 di aria al fine di riprendere un movimento graduale e controllato del diaframma.
- Espirare lentamente muovendo braccia e mani secondo un ordine contrario a quello dell'inspirazione.
- Espirare fino allo svuotamento totale dei polmoni, contrarre gli addominali per accentuare la manovra.
- Ripetere la sequenza fino a quando la pratica risulta confortevole.

■ELASTICITÀ TORACICA
E POSTURE ASSOCIATE ALLA RESPIRAZIONE

Vediamo ora una sequenza di esercizi posturali che ci permetteranno di sollecitare in modo graduale l'elasticità toracica.

Vedrete che le variabili possibili sono molte e che dopo un po' di pratica e con un po' di fantasia potrete cimentarvi anche in sequenze nuove e adatte alle vostre esigenze.

Per i più appassionati e determinati consiglio vivamente di prendere parte a dei corsi di yoga, i quali vi permetteranno di approfondire i vari aspetti trattati in queste pagine.

La mobilità toracica non dipende esclusivamente dall'elasticità costale, anche la schiena gioca un ruolo fondamentale. Ecco perché in questo paragrafo troverete degli esercizi che coinvolgono anche la mobilità dorsale e scapolare.

Per sollecitare i muscoli intercostali nel modo più intenso è opportuno associare al movimento la respirazione e in particolar modo far corrispondere all'inspirazione massima il movimento di espansione e stiramento muscolare.

■SEQUENZA 1
ELASTICIZZARE LA PORZIONE TORACICA ALTA

ESECUZIONE

- La postura di partenza in questi esercizi è eretta, restando in piedi a gambe tese e piedi disposti a una larghezza pari a quella delle spalle. La muscolatura delle gambe e dei glutei è tesa in modo da supportare in modo corretto la fascia lombare (figura 54 – vista anteriore e figura 55 – vista posteriore).
- Durante la fase di inspirazione, le mani e le braccia iniziano un movimento di abduzione, inducendo contemporaneamente l'apertura delle spalle e l'avvicinamento scapolare. La nuca e il collo sono ben distesi come se dovessero essere appoggiati a una parete.
- La massima estensione della gabbia toracica deve essere raggiunta all'apice dell'inspirazione.
- Eseguire un'apnea a polmoni pieni per alcuni secondi ascoltando le sensazioni fisiche indotte dallo stiramento muscolare (figura 56 – vista anteriore e figura 57 – vista posteriore).

6 / ESERCIZI PER AUMENTARE L'ELASTICITÀ TORACICA

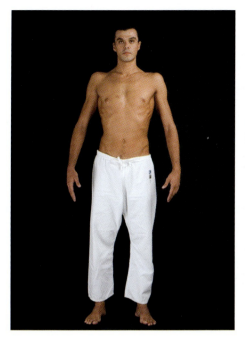

Figura 54

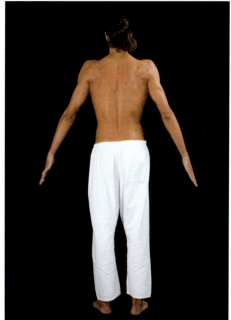

Figura 55

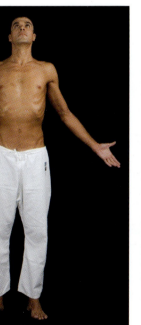

Figura 56

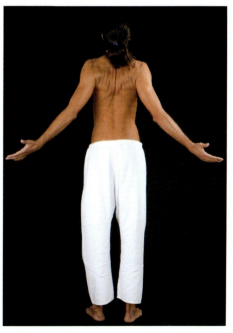

Figura 57

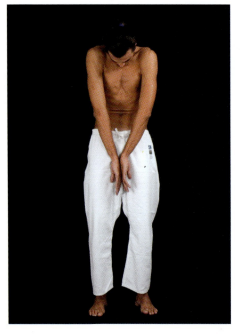 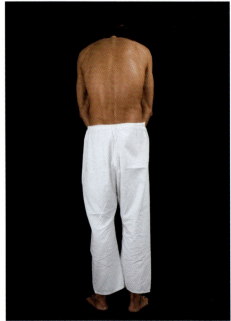

Figura 58   Figura 59

- Espirare lentamente iniziando un movimento graduale di adduzione di mani, braccia e spalle. Le scapole si allontaneranno tra loro e il mento verrà portato allo sterno.
- Eseguire un'apnea di alcuni secondi a polmoni vuoti (figura 58 – vista anteriore e figura 59 – vista posteriore).
- Ripetere l'intera sequenza per 10 volte.

■SEQUENZA 2
ELASTICIZZARE LA PORZIONE TORACICA LATERALE

ESECUZIONE

- La postura per l'esecuzione è la seguente: restare in piedi a gambe tese e piedi disposti a una larghezza pari a quella delle spalle. La muscolatura delle gambe e dei glutei è tesa in modo da supportare in modo corretto la fascia lombare. Mani, polsi, gomiti sono allineati sotto il mento e le dita tese si toccano tra loro (figura 60 – vista frontale e figura 61 – vista posteriore).
- Durante la fase di inspirazione si cerca di sollevare i gomiti il più in alto possibile, mantenendo però l'allineamento degli stessi con mani e polsi.

6 / ESERCIZI PER AUMENTARE L'ELASTICITÀ TORACICA

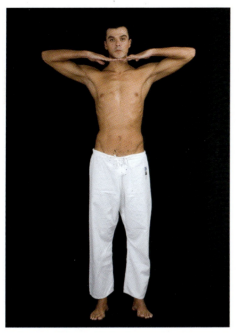

Figura 60

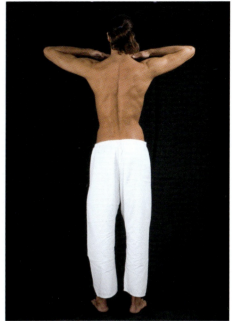

Figura 61

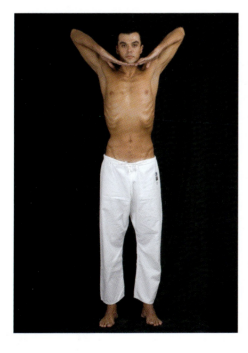

Figura 62

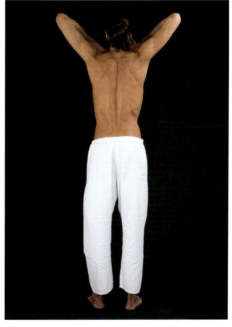

Figura 63

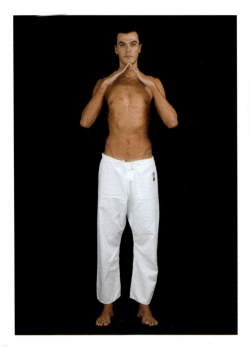 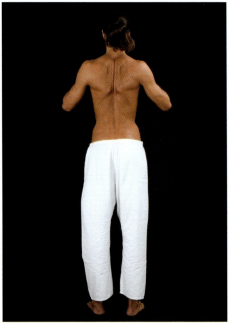

Figura 64 — Figura 65

- La massima estensione della gabbia toracica deve essere raggiunta all'apice dell'inspirazione.
- Eseguire un'apnea a polmoni pieni per alcuni secondi ascoltando le sensazioni fisiche indotte dallo stiramento muscolare (figura 62 – vista anteriore e figura 63 – vista posteriore).
- Espirare lentamente iniziando a far scendere i gomiti che, all'apice dell'espirazione, si troveranno a contatto con il torace.
- Eseguire un'apnea di alcuni secondi a polmoni vuoti (figura 64 – vista anteriore e figura 65 – vista posteriore).
- Ripetere l'intera sequenza per 10 volte.

6 / ESERCIZI PER AUMENTARE L'ELASTICITÀ TORACICA

■SEQUENZA 3
ELASTICIZZARE LA PORZIONE COSTALE E SCAPOLARE

ESECUZIONE

- La postura di partenza è in piedi a gambe tese e piedi disposti a una larghezza pari a quella delle spalle. La muscolatura delle gambe e dei glutei è tesa in modo da supportare in modo corretto la fascia lombare. Le dita delle mani sono intrecciate tra loro dietro la schiena, i palmi ruotano verso i glutei fino a quando i pollici sono orientati verso il pavimento. Le braccia sono tese e le scapole inevitabilmente vicinissime tra loro (posizione obbligata dalla rotazione delle mani) (figura 66 – vista laterale e figura 67 – vista posteriore).

- Durante la fase di inspirazione si cerca di sollevare le mani mantenendo il controllo della fascia addominale e accertandosi che la colonna vertebrale sia dritta.
Anche la testa ruota leggermente verso l'alto.

- La massima estensione della gabbia toracica deve essere raggiunta all'apice dell'inspirazione.
Eseguire una apnea a polmoni pieni per alcuni secondi ascoltando le sensazioni fisiche indotte dallo stiramento muscolare (figura 68 – vista laterale e figura 69 – vista posteriore).

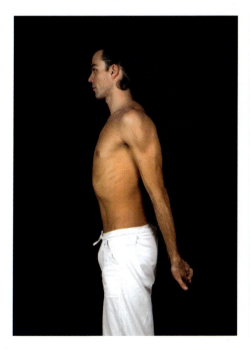
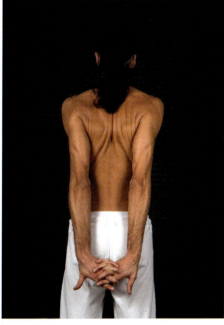

Figura 66 *Figura 67*

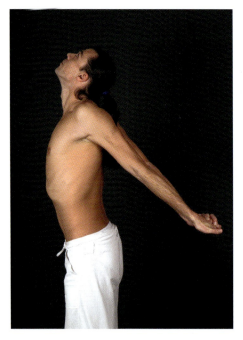

Figura 68

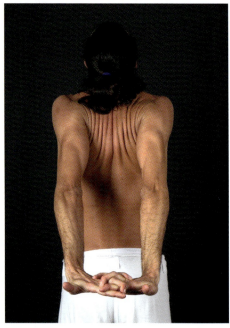

Figura 69

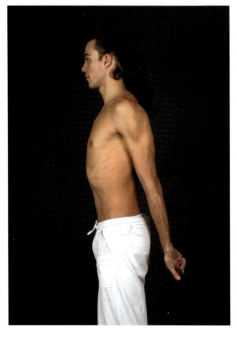

Figura 70

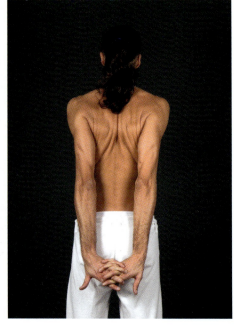

Figura 71

6 / ESERCIZI PER AUMENTARE L'ELASTICITÀ TORACICA

- Espirare lentamente iniziando a far scendere le mani verso i glutei e riportando il mento nella posizione originaria.
- Eseguire un'apnea di alcuni secondi a polmoni vuoti (figura 70 – vista laterale e figura 71 – vista posteriore).
- Ripetere l'intera sequenza per 10 volte.

■SEQUENZA 4
STIRAMENTO COSTALE
ED ELASTICIZZAZIONE DORSALE

ESECUZIONE:

- Si parte in quadrupedia prona, braccia tese e mani in leggera intrarotazione disposte sotto le spalle.
  Anche le ginocchia sono appoggiate a terra esattamente sotto le anche.
  Il collo è leggermente inarcato da consentire l'osservazione di un punto di fronte al praticante (figura 72).
- Durante la fase di inspirazione si cerca di inarcare la colonna vertebrale; tale movimento è agevolato dall'ulteriore inarcamento del collo che si ottiene cercando di guardare il più in alto possibile.
  Durante l'inspirazione mantenere controllata la fascia addominale.

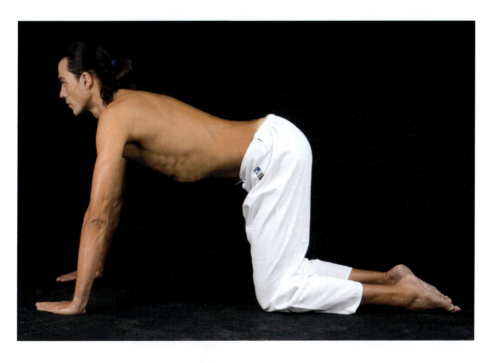

Figura 72

78 TECNICHE DI RESPIRAZIONE PER APNEA

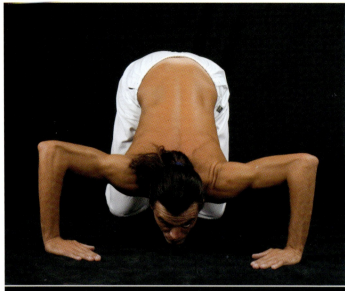

Figura 73

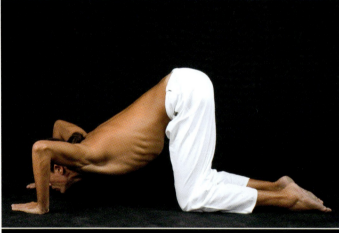

Figura 74

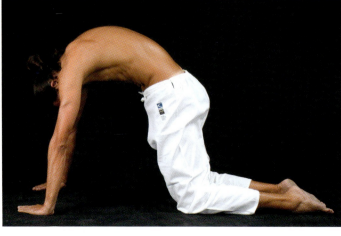

Figura 75

6 / ESERCIZI PER AUMENTARE L'ELASTICITÀ TORACICA

- Il massimo inarcamento della schiena deve essere raggiunto all'apice dell'inspirazione.
- Eseguire un'apnea a polmoni pieni per alcuni secondi ascoltando le sensazioni fisiche indotte dallo stiramento muscolare (figura 73 vista laterale e figura 74 vista frontale).
- Espirare lentamente iniziando a curvare il dorso. Spingendo le mani a terra, portando il mento allo sterno e spingendo il bacino in anteroversione si induce l'arrotondamento della colonna vertebrale.
- Eseguire un'apnea di alcuni secondi a polmoni vuoti (figura 75 vista laterale).
- Ripetere l'intera sequenza per 10 volte.

■SEQUENZA 5
TORSIONE E STIRAMENTO DELLA FASCIA COSTALE

ESECUZIONE

- Si parte in posizione supina con braccia aperte, i palmi delle mani sono disposti a terra in allineamento con le spalle.
- Si flettono le gambe e si portano le ginocchia vicino al busto cercando di mantenere i talloni vicino ai glutei (figura 76).

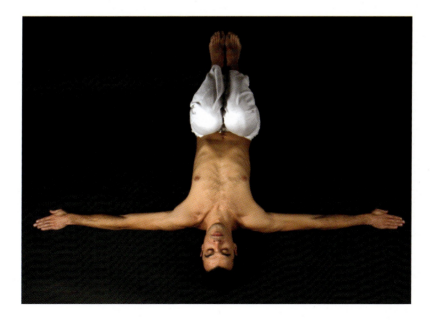

Figura 76

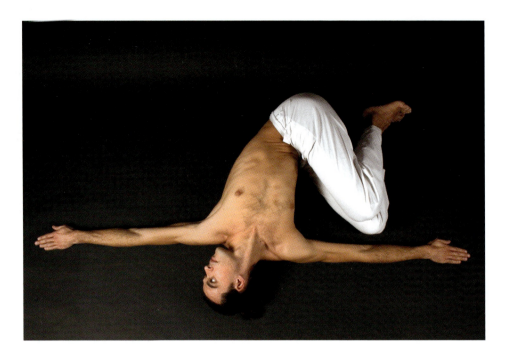

Figura 77

- Durante la fase di espirazione si scende con le gambe sul lato destro, possibilmente mantenendo le ginocchia unite e vicino al torace.
- La testa ruota invece sul lato sinistro fino a quando il praticante riesce a vedere la mano sinistra (questa manovra aumenta l'effetto della torsione) Mantenendo la postura indicata eseguire 15 cicli respiratori lenti e profondi, a ogni espiro cercare di avvicinare orecchio e spalla sinistra verso terra (figura 77).
- Tornare nella posizione di partenza.
- Eseguire la stessa sequenza sul lato opposto.
- Tornare nella posizione di partenza.
- Sciogliere lentamente la posizione.

7 / ESERCIZI PER AUMENTARE L'ELASTICITÀ DIAFRAMMATICA

Lavori sedentari e posture viziate spesso compromettono il buon funzionamento del muscolo diaframmatico, riducendone sia la mobilità sia l'elasticità.

Non a caso non sono molte le persone consapevoli della mobilità di questo muscolo e della sua importanza in ambito respiratorio e circolatorio.

L'elasticizzazione diaframmatica è importante per la buona gestione della respirazione; nel caso degli apneisti possiamo dire addirittura fondamentale e inoltre potrà risultare molto utile nella compensazione quando le profondità inizieranno a essere particolarmente impegnative.

Gli esercizi proposti mirano a far divenire più mobile e potente il diaframma rendendo vigorosa la sua attività. L'eco di questi esercizi si ripercuoterà anche sull'allenamento addominale con conseguente facilitazione nel controllo della cintura stessa.

■RICHIAMO DEL DIAFRAMMA

Il primo esercizio che viene proposto ha lo scopo sia di testare la mobilità del diaframma sia di iniziare a tonificarlo.

Il richiamo del diaframma consiste in un innalzamento volontario dello stesso durante un'apnea a polmoni vuoti. Questa pratica, nelle sue fasi iniziali può essere facilitata se la postura di partenza consente di non scaricare il peso del tronco sugli addominali e sui dorsali. Lo scioglimento di questi distretti muscolari agevola i movimenti a carico della fascia addominale che in questo caso, non opera per il mantenimento dell'equilibrio corporeo.

82 TECNICHE DI RESPIRAZIONE PER APNEA

ESECUZIONE

- Disponendosi in posizione supina a gambe flesse (figura 78) o in piedi in una posizione in cui il peso del tronco grava sulle braccia e la schiena mantiene una posizione dritta (figura 79).
- Prepararsi facendo alcuni respiri lenti e profondi verificando la scioltezza addominale.
- Inspirare profondamente e lentamente attraverso il naso.

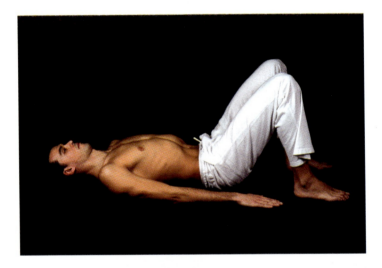

Figura 78

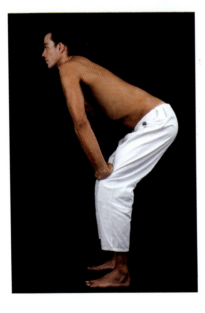

Figura 79

7 / ESERCIZI PER AUMENTARE L'ELASTICITÀ DIAFRAMMATICA

- Espirare completamente dalla bocca amplificando l'espulsione dell'aria attraverso la contrazione addominale.
- Eseguire una ritenzione del respiro a polmoni vuoti (apnea a polmoni vuoti).
- Mantenendo l'apnea, richiamare il ventre verso la colonna vertebrale e prestare attenzione alle sensazioni date dall'innalzamento diaframmatico (figura 80 e 81).
- Mantenere questa condizione fino a quando l'apnea è confortevole.

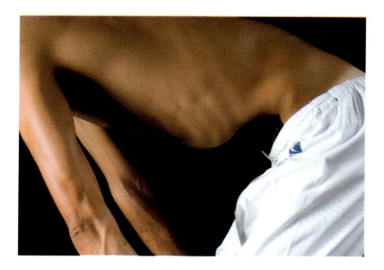

Figura 80

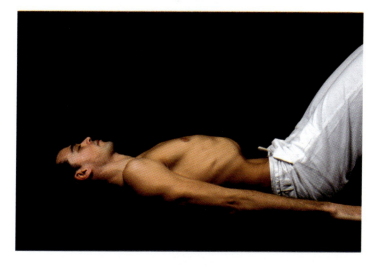

Figura 81

- Espirare ulteriormente alcuni cm³ di aria al fine di riavviare lentamente il movimento del diaframma.
- Inspirare lentamente.
- Fare alcuni cicli respiratori di recupero.
- Ripetere la sequenza almeno cinque volte.

ACCORGIMENTI

Questo esercizio, se eseguito correttamente, aumenta considerevolmente il controllo del diaframma. Per comprendere se la pratica avviene in modo esatto verificare che, durante il richiamo del diaframma siano ben visibili le costole fluttuanti, i muscoli addominali devono essere tonici ma non contratti (la mano, se premuta a livello dell'addome, deve essere in grado di affondare ulteriormente) e infine si dovrebbe sentire una sorta di effetto ventosa a livello della glottide, data dalla caduta pressoria intrapolmonare.

In caso di sovrappeso e gonfiore addominale, sarà più complicato fare delle corrette considerazioni sui punti appena citati e sarà compito del praticante intuire il giusto approccio all'esercizio.

Memorizzate la sensazione che si prova quando, durante l'apnea a polmoni vuoti, richiamate il diaframma verso l'alto, perché essa assomiglierà molto alle sensazioni che proverete in profondità quando la compensazione diventerà difficoltosa o addirittura impossibile.

Familiarizzare con tale sensazione significa riconoscerla, assecondarla e viverla in modo più rilassato. Raggiunta questa condizione vedrete che in acqua sarà più semplice la gestione della compensazione alle quote limite.

■NAULI

Una volta raggiunto un buon controllo, una buona tonicità diaframmatica e un'agevole esecuzione degli esercizi di richiamo del diaframma, si può iniziare a sperimentare Nauli.

Anche questo esercizio si svolge in piedi con gambe leggermente piegate e divaricate. Le braccia sono tese e le mani intraruotate poggiano sopra le ginocchia. La schiena è ben dritta e il peso del tronco grava sulle braccia.

L'obiettivo di questo esercizio è quello di spingere in fuori e in dentro i muscoli addominali; inizialmente il movimento sarà piuttosto lento e controllato, ma con la pratica assumerà un ritmo molto veloce assumendo quasi un automatismo riflesso.

ESECUZIONE

- Assumere la posizione sopradescritta.
- Inspirare profondamente e lentamente attraverso il naso.

7 / ESERCIZI PER AUMENTARE L'ELASTICITÀ DIAFRAMMATICA   85

- Espirare completamente dalla bocca amplificando l'espulsione dell'aria attraverso la contrazione addominale.
- Eseguire una ritenzione del respiro a polmoni vuoti.
- Mantenendo l'apnea, richiamare velocemente i retti addominali verso la colonna vertebrale (figura 82).
- Sempre in apnea, spingere in fuori altrettanto rapidamente gli addominali (figura 83).
- Continuare in questa alternanza di movimenti addominali fino a quando l'apnea è confortevole.

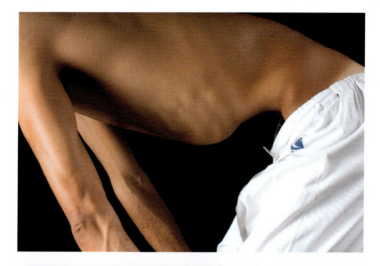

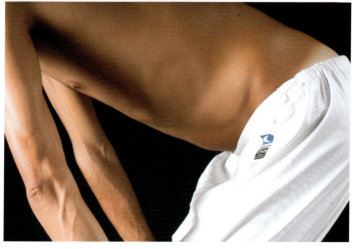

Figure 82 e 83

- Espirare ulteriormente alcuni cm³ di aria al fine di riavviare lentamente il movimento del diaframma.
- Inspirare lentamente.
- Fare alcuni cicli respiratori di recupero.
- Ripetere la sequenza almeno cinque volte.

Gli effetti benefici di questa danza addominale sono molteplici. Quando l'apneista sarà capace di cimentarsi agevolmente in questa pratica, avrà raggiunto un ottimo controllo addominale e diaframmatico. Questa condizione gli permetterà di affrontare in modo rilassato le manovre di richiamo del diaframma che si effettuano nei tuffi in profondità.

La funzionalità viscerale e degli organi interni viene inoltre stimolata migliorandone lo stato di salute generale.

■ UDDHYANA BANDHA

Per amplificare ulteriormente i benefici indotti da Nauli si può concludere la sequenza sopraindicata con una manovra molto spettacolare che richiede un notevole controllo della muscolatura addominale. Questa manovra prende il nome di Uddhyana Bandha e consiste nella capacità di isolare volontariamente i retti addominali ed estrofletterli mantenendo la ritenzione del respiro a polmoni vuoti.

Questa pratica è tutt'altro che immediata e richiede molto esercizio prima di riuscire correttamente.

Anche la descrizione delle sensazioni risulta difficoltosa in quanto si devono contrarre in modo isolato dei muscoli che raramente sappiamo controllare in modo separato da altri. Una volta imparata la tecnica, la descrizione appare semplice grazie alla nuova consapevolezza muscolare, ma resta di difficile comprensione per coloro che non hanno ancora raggiunto tale livello.

Nell'apprendimento di Uddhyana Bandha l'esecuzione frequente e ripetuta di Nauli gioca un ruolo fondamentale.

Riuscire infatti nell'esecuzione prolungata di Nauli predispone alla conoscenza dei propri muscoli addominali.

Non abbiate dunque fretta nel raggiungere subito Uddhyana Bandha, ma perseverate con Nauli e vedrete che le cose accadranno naturalmente e spontaneamente.

ESECUZIONE

- Assumere la posizione descritta per Nauli.
- Inspirare profondamente e lentamente attraverso il naso.
- Espirare completamente dalla bocca amplificando l'espulsione dell'aria attraverso la contrazione addominale.

7 / ESERCIZI PER AUMENTARE L'ELASTICITÀ DIAFRAMMATICA

- Eseguire una ritenzione del respiro a polmoni vuoti.
- Mantenendo l'apnea, richiamare velocemente i retti addominali verso la colonna vertebrale.
- Sempre in apnea spingere in fuori altrettanto rapidamente gli addominali.
- Continuare in questa alternanza di movimenti addominali fino a quando il movimento è confortevole.
- Ritrarre ora tutta la parete addominale.
- Isolare ed evidenziare i retti addominali (figura 84).
- Mantenere questa posizione fino a quando si manifesta il bisogno di inspirare.
- Espirare ulteriormente alcuni cm^3 di aria al fine di riavviare lentamente il movimento del diaframma.
- Inspirare lentamente.
- Fare alcuni cicli respiratori di recupero.
- Ripetere la sequenza almeno cinque volte.

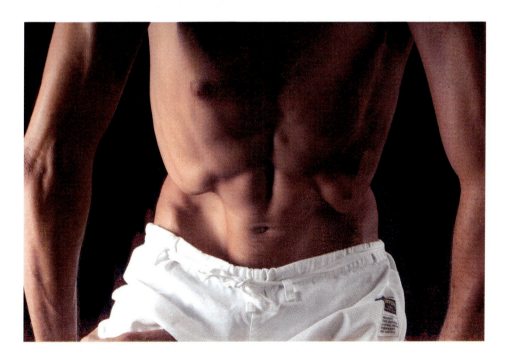

Figura 84

I benefici di questa pratica sono quelli sopracitati, ma non riguardano esclusivamente l'apnea. Infatti, questo esercizio è capace di indurre una pressione negativa a livello degli organi della cavità addominale, ottimizzandone il flusso sanguigno e stimolandone la funzionalità.

Quando la pratica di Uddhyana Bandha risulta consolidata e agevole si può aggiungere una variante che prevede una sorta di "impastamento" che determina un ulteriore massaggio interno a carico degli intestini e degli organi interni.

ACCORGIMENTI

Come potrete intuire tutti questi esercizi mirano a un processo di consapevolezza.

Spesso, infatti, anche se siamo in grado di eseguire le corrette tecniche di respirazione fuori dall'acqua, quando ci troviamo a fare apnea vicino alle nostre quote limite subentrano delle tensioni che rendono improbabili o impossibili le manovre di compensazione.

Ciò accade per mancanza di rilassamento di certi distretti muscolari.

La pratica di tutti questi esercizi ci permette dunque un autoascolto più mirato e attento.

Essere capaci di praticare agevolmente Uddhyana Bandha e Nauli significa conoscere, controllare e saper ascoltare fasci muscolari spesso estranei alla nostra coscienza.

■ KAPÂLABHÂTI

Kapâlabhâti è considerata come una delle migliori tecniche per il potenziamento diaframmatico e il controllo addominale, e viene spesso praticata dai cantanti per migliorare le loro prestazioni canore.

Per le sue caratteristiche dunque, Kapâlabhâti non può assolutamente mancare nella gamma di esercizi che un apneista dovrebbe conoscere.

La parola deriva dall'unione di Kapâla e Bhâti che significano rispettivamente "cranio" e "pulire, far brillare".

Se per l'apneista l'obiettivo è quello di un diaframma possente ed elastico, per lo yogi questa condizione rappresenta il punto di partenza, in quanto la finalità di questa pratica è quella di utilizzare il diaframma come una pompa che aspira sangue venoso e lo invia in grande quantità alla centrale polmonare per una massiccia rigenerazione.

L'effetto di questa pratica è, infatti, quello di migliorare la circolazione (il sangue si satura di ossigeno) stimolando la respirazione cellulare e l'ossigenazione di tutti i tessuti compreso il cervello (da qui l'etimologia della parola Kapâlabhâti).

Kapâlabhâti si esegue attraverso il naso e consiste in una tecnica di respirazione ritmata, in cui l'espirazione è particolarmente brusca e rapida (come durante uno starnuto) mentre l'inspirazione è passiva.

Per comprendere il funzionamento di questo principio prendiamo in esame un muscolo qualunque, ad esempio il bicipite del braccio. Come ogni musco-

7 / ESERCIZI PER AUMENTARE L'ELASTICITÀ DIAFRAMMATICA

lo, esso presenta un suo tono che, in condizione di rilassamento, dispone l'arto in una posizione intermedia tra la flessione totale e la distensione massima.

Se noi raddrizziamo volontariamente il braccio e stiriamo di conseguenza il muscolo, quando torneremo in una condizione di rilassamento il muscolo tornerà passivamente nella sua condizione originaria.

Lo stesso accade per il procedimento inverso, ovvero a una flessione volontaria del braccio corrisponde un ritorno passivo.

Anche i "polmoni posseggono un loro tono" (e anche tutte le strutture muscolari che intervengono nella respirazione) e si comportano esattamente allo stesso modo, se si esegue una inspirazione profonda e completa la conseguente espulsione d'aria sarà passiva fino al raggiungimento del tono polmonare, parallelamente se svuotiamo al massimo i polmoni l'inspirazione che ne consegue sarà passiva.

ESECUZIONE

- Disponetevi in una postura confortevole tra quelle visionate nella sezione posturale, il loto sarebbe l'ideale.
- Fate alcuni respiri lenti e profondi per predisporvi fisicamente e mentalmente alla pratica.
- Mantenendo il controllo della fascia addominale eseguite una espirazione parziale.
- Ultimate questa prima espirazione in modo rapidissimo e brusco e avvertite il sollevamento violento del muscolo diaframmatico (all'inizio della pratica il movimento è accompagnato in buona parte dai muscoli addominali).
- Lasciate ora che il muscolo diaframmatico si rilassi e si abbassi passivamente inducendo una inspirazione passiva, non inspirate volontariamente altra aria.
- Ripetete l'espirazione rapida e violenta.
- Rilasciate nuovamente il diaframma e ascoltate il fluire passivo dell'aria nei vostri polmoni.
- Continuate con questo ritmo per almeno 10-20 ripetizioni.
- Conclusa la serie, inspirate profondamente dal naso sollevando la testa verso l'alto.
- Raggiunta la massima capienza polmonare eseguite un'apnea a polmoni pieni portando il mento allo sterno e scaricando il peso del tronco sulle braccia (le mani saranno intraruotate e in appoggio sulle ginocchia (figura 85 – vista frontale e figura 86 – vista laterale).
- Ripetere l'intera sequenza tre volte.

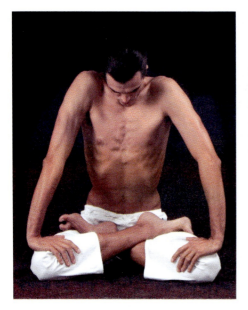 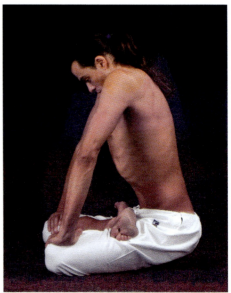

Figura 85 *Figura 86*

Quando l'esecuzione di Kapâlabhâti sarà automatizzata, si noteranno dei notevoli miglioramenti della reattività diaframmatica, l'espirazione sarà più vigorosa e il ritorno rapido e fluido. Raggiunta questa condizione si potranno incrementare gradualmente le ripetizioni fino ad arrivare a 3 serie da 60 ripetizioni.

È consigliabile non superare questi limiti se non sotto la supervisione di un maestro yoga.

Abbiamo visto gli straordinari effetti benefici indotti da questo pranayama a livello di rinvigorimento muscolare e ossigenazione tissutale, ma non solo: Kapâlabhâti ha effetti diretti anche sul sistema nervoso neurovegetativo. Infatti, l'alta ossigenazione associata a un abbassamento della pressione parziale di anidride carbonica nel sangue determinano un acquietamento del centro respiratorio.

Questo pranayama ha anche delle ripercussioni a livello del cervello (da dove prende, infatti, il suo nome) in quanto il ritmo respiratorio elevato induce delle rapide variazioni volumetriche cerebrali, agevolando una maggior irrigazione sanguigna che coinvolgerà anche ghiandole come ipofisi ed epifisi e vivificando tutte le attività di questi distretti.

In qualità di apneisti non bisogna assolutamente dimenticare che **Kapâlabhâti è una iperventilazione e non va mai praticata pochi istanti prima di una prestazione apneistica.**

La sua pratica è importantissima, ma deve essere fatta durante una sessione di respirazione e rilassamento a secco e abbastanza lontana dal momento in cui dovrò eseguire l'apnea in acqua, o meglio, se eseguito prima della prestazione deve essere seguito da altre tecniche respiratorie lente e profonde al fine di ripristinare la corretta pressione parziale di anidride carbonica.

■ BHASTRIKA

Il significato della parola bhastrika è "mantice", strumento usato dal fabbro, e ci permette già di immaginare quali rumori si dovranno eseguire durante la pratica di questo pranayama.

Anche questo esercizio ha delle ottime ripercussioni sul potenziamento del diaframma e consente inoltre di eliminare, attraverso la respirazione, molte tossine presenti nel torrente circolatorio.

I testi degli yogi affermano: *"Il saggio pratichi questo Bhastrika tre volte. Non soffrirà mai di nessuna malattia e starà sempre in buona salute"*.

Questa frase sicuramente d'impatto, consente di intuire i benefici a largo spettro dati da questo pranayama.

Non resta che praticare inseguendo le nostre finalità apneistiche e godere di tutti gli enormi vantaggi che ne conseguono.

La letteratura yogica propone diverse varianti di Bhastrika e il lettore potrebbe trovare testi con descrizioni differenti per l'esecuzione di questa pratica.

La variante in questione rappresenta quella che, secondo me, può meglio soddisfare la esigenze apneistiche.

Essa infatti lavora su piani differenti, dall'eliminazione di tossine, al rinvigorimento diaframmatico e addominale e infine induce il diaframma a un innalzamento molto accentuato.

ESECUZIONE

- La postura di partenza è Vajra-asâna.
- Fate alcuni respiri lenti e profondi per predisporvi fisicamente e mentalmente alla pratica.
- Si dispongono i pugni con i pollici verso il basso e le nocche, ruotate verso la parete addominale, poggiano internamente alle creste iliache (figura 87 – vista frontale e figura 88 – vista laterale).
- Si esegue una inspirazione lenta e profonda dal naso.
- Si espira in modo frazionato e potente riproducendo il suono del mantice – sssccccch!

92 TECNICHE DI RESPIRAZIONE PER APNEA

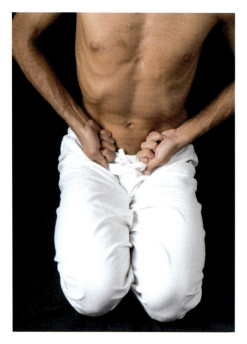

Figura 87

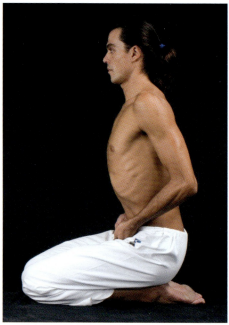

Figura 88

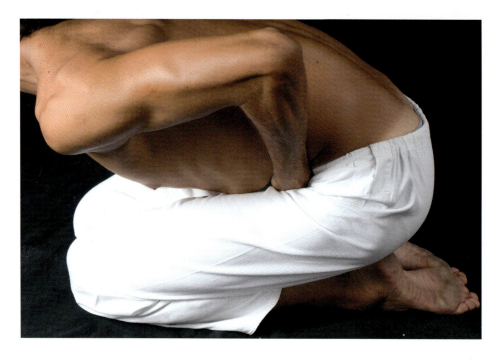

Figura 89

7 / ESERCIZI PER AUMENTARE L'ELASTICITÀ DIAFRAMMATICA

- L'espirazione avviene contemporaneamente a una flessione del busto in avanti, cercando di mantenere la schiena rigorosamente dritta.
- I pugni durante la flessione affondano nell'addome, contrastano l'abbassamento del diaframma e massaggiano gli organi interni (figura 89).
- Viscere, fegato, pancreas e milza in questo modo vengono compressi e strizzati aumentando l'espulsione di sangue venoso ed eliminano in abbondanza tossine e sostanze di scarto.
- L'espirazione frazionata continua fino allo svuotamento polmonare totale.
- Inspirare nuovamente dal naso.
- Ripetere l'intera sequenza almeno tre volte.

■ "L'UTILITÀ DELL'IPERVENTILAZIONE"

In passato, una diffusa tecnica di respirazione che veniva utilizzata dagli apneisti per aumentare i tempi d'apnea era l'iperventilazione (purtroppo ancora praticata, ma ancor peggio, ancora insegnata).

Quanto è stato detto nei paragrafi precedenti, non fa riferimento in alcun modo a tecniche di iperventilazione da applicare prima di una qualsiasi prestazione in apnea.

In queste righe si è voluto solamente sottolineare come alcune tecniche di respirazione siano in realtà delle iperventilazioni (es. Kapâlabhâti) il cui scopo però non è assolutamente finalizzato all'aumento dei tempi di apnea, bensì al rinvigorimento e potenziamento del muscolo diaframmatico.

Inoltre, gli effetti diretti sulla circolazione determinano, nelle sedute di respirazione a secco, un'ottimizzazione della circolazione sanguigna con notevole espulsione di tossine.

L'iperventilazione in questione non ha dunque benefici sull'apnea ma sul sistema di depurazione del sangue con una conseguente maggior ossigenazione dei tessuti.

■ ELASTICITÀ DIAFRAMMATICA E POSTURE ASSOCIATE ALLA RESPIRAZIONE

Nella sezione riguardante l'elasticità toracica abbiamo visto come fosse importante far corrispondere alla massima estensione muscolare la maggior quantità di aria inspirata.

I muscoli, infatti, vengono maggiormente stirati se sono sollecitati anche da un aumento volumetrico dei polmoni.

Se invece faremo corrispondere alla fase di stiramento e/o allungamento muscolare l'espirazione massima, ecco che il muscolo maggiormente sollecitato sarà il diaframma.

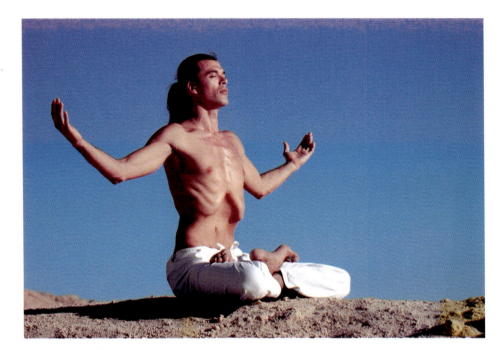

Figura 90

Le sequenze in esame saranno quelle visionate nella sezione relativa agli esercizi per implementare l'elasticità della gabbia toracica (figura 90).
La sola differenza sarà l'inversione tra inspirazione ed espirazione.

7 / ESERCIZI PER AUMENTARE L'ELASTICITÀ DIAFRAMMATICA

■ SEQUENZA 1
ELASTICIZZAZIONE DEL DIAFRAMMA ASSOCIATA ALLO STIRAMENTO DELLA PORZIONE TORACICA ALTA

ESECUZIONE

- La postura di questi esercizi è eretta, restando in piedi a gambe tese e con i piedi disposti a una larghezza pari a quella delle spalle. La muscolatura delle gambe e dei glutei è tesa, in modo da supportare in modo corretto la sezione lombare (figura 91).

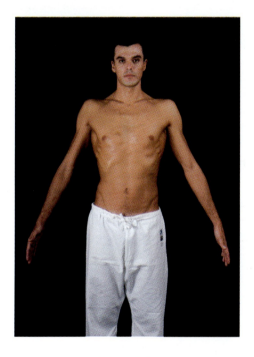

Figura 91

- Durante la fase di espirazione le mani e le braccia iniziano un movimento di abduzione, contemporaneamente avviene l'apertura delle spalle e l'avvicinamento scapolare. La nuca e il collo sono ben distesi, come se dovessero essere appoggiati a una parete.
- La massima estensione della gabbia toracica deve essere raggiunta all'apice dell'espirazione.
- Eseguire un'apnea a polmoni vuoti e richiamare il diaframma verso l'alto, ascoltando le sensazioni fisiche indotte dallo stiramento muscolare (figura 92).

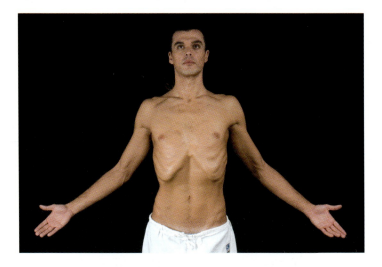

Figura 92

- Inspirare lentamente iniziando un movimento graduale di adduzione di mani, braccia e spalle. Le scapole si allontaneranno tra loro e il mento viene portato allo sterno.
- Eseguire un'apnea a polmoni pieni, nonostante la postura di chiusura non ne renda agevole l'esecuzione (figura 93).
- Ripetere l'intera sequenza per 10 volte.

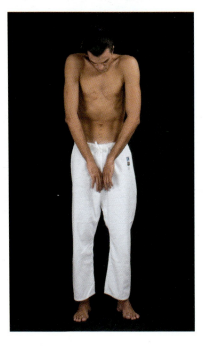

Figura 93

7 / ESERCIZI PER AUMENTARE L'ELASTICITÀ DIAFRAMMATICA

■SEQUENZA 2
ELASTICIZZAZIONE DEL DIAFRAMMA ASSOCIATA ALLO STIRAMENTO DELLA PORZIONE TORACICA LATERALE

ESECUZIONE

- Disporsi in piedi a gambe tese e con i piedi posizionati a una larghezza pari a quella delle spalle. La muscolatura delle gambe e dei glutei è tesa in modo da supportare in modo corretto la fascia lombare. Mani, polsi, gomiti sono allineati sotto il mento e le dita tese si toccano tra loro (figura 94).
- Durante la fase di espirazione si cerca di sollevare i gomiti il più in alto possibile mantenendo però l'allineamento degli stessi con mani e polsi.
- La massima estensione della gabbia toracica deve essere raggiunta all'apice dell'espirazione.
- Eseguire un'apnea a polmoni vuoti ritraendo la fascia addominale e richiamando il diaframma. Ascoltare le sensazioni fisiche indotte dalla riduzione pressoria intrapolmonare (figura 95).
- Inspirare lentamente iniziando a far scendere i gomiti che, all'apice dell'inspirazione, si troveranno a contatto con il torace.

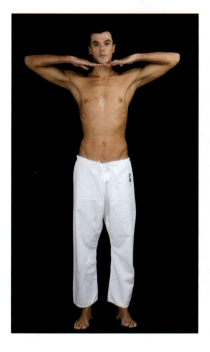
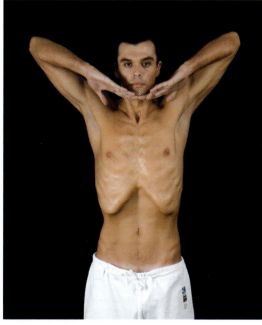

Figura 94 *Figura 95*

- Eseguire un'apnea di alcuni secondi a polmoni pieni (figura 96).
- Ripetere l'intera sequenza per 10 volte.

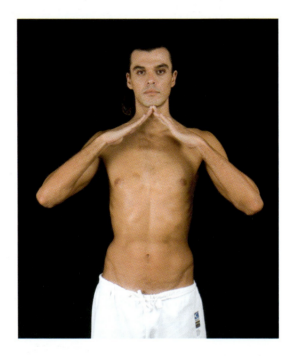

Figura 96

■SEQUENZA 3
ELASTICIZZAZIONE DEL DIAFRAMMA ASSOCIATA ALLO STIRAMENTO DELLA PORZIONE COSTALE

ESECUZIONE

- La postura di partenza è in piedi a gambe tese e con i piedi disposti a una larghezza pari a quella delle spalle. La muscolatura delle gambe e dei glutei è tesa in modo da supportare in modo corretto la fascia lombare. Le dita delle mani sono intrecciate tra loro, i palmi ruotano verso i glutei fino a quando i pollici sono orientati verso il pavimento. Le braccia sono tese e le scapole inevitabilmente vicinissime tra loro (posizione obbligata dalla rotazione delle mani) (figura 97).
- Durante la fase di espirazione si cerca di sollevare le mani accertandosi che la colonna vertebrale sia dritta. Anche la testa ruota leggermente verso l'alto.

7 / ESERCIZI PER AUMENTARE L'ELASTICITÀ DIAFRAMMATICA

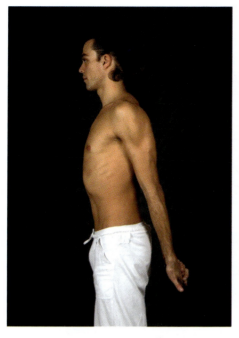

Figura 97

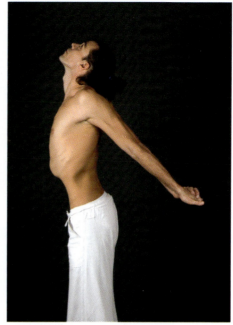

Figura 98

- Al massimo sollevamento delle braccia corrisponde l'apice dell'espirazione.
  Eseguire un'apnea a polmoni vuoti e ascoltare le sensazioni indotte dal richiamo del diaframma (figura 98).
- Inspirare lentamente iniziando a far scendere le mani verso i glutei e riportando il mento nella posizione originaria.
- Eseguire un'apnea di alcuni secondi a polmoni pieni (figura 99).
- Ripetere l'intera sequenza per 10 volte.

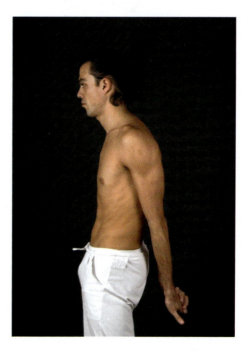

Figura 99

■SEQUENZA 4
ELASTICIZZAZIONE DEL DIAFRAMMA ASSOCIATA ALLO STIRAMENTO ESEGUITO IN APNEA A POLMONI VUOTI

ESECUZIONE

- Si parte in quadrupedia prona, braccia tese e mani disposte sotto le spalle in leggera intrarotazione.
  Anche le ginocchia sono appoggiate esattamente sotto le anche.
  Il collo è leggermente inarcato, tanto da consentire l'osservazione di un punto di fronte al praticante (figura 100).

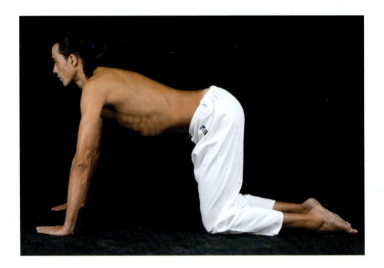

Figura 100

- Durante la fase di espirazione si cerca di inarcare la colonna vertebrale, tale movimento è indotto anche dall'ulteriore inarcamento del collo che si ottiene cercando di guardare il più indietro possibile.
  Durante l'espirazione ritrarre la fascia addominale.
- Il massimo inarcamento della schiena deve essere raggiunto all'apice dell'espirazione.
- Eseguire un'apnea a polmoni vuoti richiamando il diaframma verso l'alto.
- Inspirare lentamente iniziando a curvare il dorso. Spingendo le mani a terra e portando il mento allo sterno, l'arrotondamento della colonna vertebrale è semplificato.
- Eseguire un'apnea di alcuni secondi a polmoni pieni.
- Ripetere l'intera sequenza per 10 volte.

8 / LA PRATICA IN ACQUA

Si tratta ora di mettere in pratica quanto appreso e di applicarlo alle fasi che precedono il tuffo in profondità, l'apnea statica e l'apnea dinamica.

Ogni disciplina ha delle caratteristiche diverse e di conseguenza anche la preparazione pre-immersione varierà. Ritengo che il gesto atletico per poter essere di successo debba diventare un rito, cioè una ripetizione monotona di gesti, respiri e atteggiamenti. Questa condizione ripetuta infinite volte determinerà degli automatismi sempre migliori, lasciando sempre più spazio al rilassamento e alla concentrazione. Ecco perché nell'apnea anche atleti non più giovanissimi primeggiano ai vertici delle classifiche, spesso azzittendo giovani dai fisici superallenati.

Consiglio vivamente, soprattutto se siete agli inizi, di non partire sempre con la stessa sequenza di esercizi, magari quella che ci piace maggiormente, e lasciarla invariata a vita.

> "...Percorrendo sempre le stesse strade arriverete sempre negli stessi posti..."

Sono convinto che sia necessario provare, provare e provare ancora strade diverse, in modo da far crescere la capacità di critica e di autovalutazione.

Spesso alcune sequenze respiratorie ci appaiono le più adatte perché sono quelle che abbiamo praticato più spesso e quindi quelle in cui riusciamo meglio. Ciò però non significa che siano necessariamente quelle che si addicono meglio alla nostra persona.

Vi consiglio pertanto di maturare negli esercizi respiratori che prediligete, ma continuate a sperimentare (non il giorno della gara però!) pratiche differenti... non si sa mai.

■ LA POSIZIONE MIGLIORE PER RESPIRARE

Veniamo ora a una parte di primaria importanza, ovvero la respirazione in acqua prima della prestazione.

Le differenti scuole di pensiero prediligono vari approcci, ma quasi tutti differiscono solamente per la posizione da adottare in acqua.

Il denominatore comune è in ogni caso rappresentato dalla respirazione che **deve essere lenta, profonda e con un tempo di espirazione almeno doppio rispetto al tempo di inspirazione.**

Sarà inevitabilmente eseguita attraverso la bocca e la posizione sarà quella giudicata più confortevole.

Prendiamo ora in esame quali potrebbero essere le possibili posizioni da optare prima della fatidica apnea.

Nelle sezioni seguenti si cercherà di fare una descrizione oggettiva di vantaggi e svantaggi dei vari approcci senza prediligere un metodo o l'altro. Toccherà a voi sperimentare e scegliere quello più congeniale.

■ IN GALLEGGIAMENTO PRONO CON LO SNORKEL

Questa posizione adottata da gran parte degli apneisti, anche perché è quella che nasce direttamente dalla pesca subacquea, riscontra numerosi aspetti positivi associati alla semplicità di esecuzione.

Il galleggiamento in posizione prona (pancia in giù) è, infatti, assolutamente naturale e questa posizione rappresenta sicuramente quella che induce la miglior decontrazione muscolare. Tutto il corpo, infatti, è in totale abbandono e l'acqua lo sorregge orizzontalmente.

Proprio per quest'ultimo motivo si riduce la pressione arteriosa e anche il numero di pulsazioni. Il cuore, infatti, avendo quasi tutto il torrente circolatorio su di un piano orizzontale può irrorare le zone periferiche anche con un lavoro modesto.

Da questa posizione è anche molto semplice la capovolta e l'entrata in acqua: in caso di un tuffo in assetto costante, sarà agevole, senza coinvolgere grandi fasci muscolari.

In caso di apnea statica, questa posizione garantisce il minor numero di movimenti prima di iniziare la prestazione. Dopo l'ultimo inspiro sarà sufficiente aprire leggermente la bocca e lo snorkel affonderà spontaneamente, nessun altro movimento, nessuno spreco energetico.

Nel caso dell'apnea dinamica questa posizione è pressoché inutilizzata in quanto in gara ci si deve immergere entro una distanza dal bordo che è puntualmente più corta dell'apneista stesso, perciò il galleggiamento prono non consentirebbe di partire senza subire squalifiche o penalità.

Un fattore a discapito di questa tecnica di preparazione è l'aumento degli spazi morti a carico dello snorkel, questo, infatti, non consente un ricambio totale di aria tra un ciclo respiratorio e l'altro.

■IN GALLEGGIAMENTO VERTICALE SENZA SNORKEL

Questa tecnica di preparazione è stata introdotta per ovviare al problema degli spazi morti indotti dallo snorkel. Consiste nel restare in galleggiamento verticale e respirare direttamente dalla bocca che è fuori dall'acqua. Per poter mantenere questa posizione l'atleta deve sorreggersi attivamente alla boa con conseguente dispendio energetico. Anche la decontrazione muscolare non è delle migliori: infatti, per sorreggersi, l'apneista dovrà inevitabilmente attivare i muscoli delle braccia, della schiena e parte del tronco.

Il cuore non potrà beneficiare della riduzione arteriosa e della diminuzione di battiti in quanto il corpo si trova in una posizione verticale.

Infine i polmoni già immersi tra i 20 e i 40 cm di acqua saranno già soggetti a una piccola pressione e non potranno espandersi totalmente.

Per quanto riguarda l'apnea statica e l'apnea dinamica rappresenta una tecnica molto utilizzata; in questo caso non si tratta più di galleggiamento verticale, ma l'atleta sarà in appoggio su piedi o ginocchia in quanto il basso fondo della piscina consente questo agevole approccio.

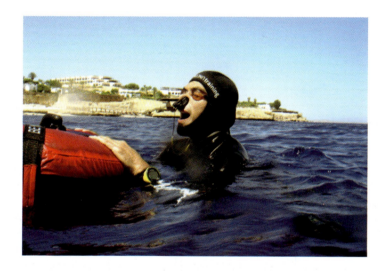

Figura 101 – Galleggiamento verticale senza snorkel

■IN GALLEGGIAMENTO SUPINO SENZA SNORKEL

Tecnica in forte espansione negli ultimi anni, la respirazione in galleggiamento supino cerca di unire i vantaggi dati dall'orizzontalità corporea a quelli di poter respirare senza snorkel con la bocca fuori dall'acqua.

Diversi atleti utilizzano questa tecnica, perché attraverso essa pare sia più semplice "carpare" (tecnica di immissione forzata di aria nei polmoni che affronteremo nei paragrafi successivi).

I benefici della respirazione in galleggiamento supino sono apprezzabili, ma diversi da quelli in galleggiamento frontale.

La posizione sul dorso determina certamente una posizione orizzontale, ma la muscolatura dorsale e soprattutto quella cervicale non risultano completamente decontratte. Il leggero inarcamento determina un posizionamento non propriamente naturale del corpo con conseguente perdita parziale di rilassamento.

Anche la capovolta vedrà coinvolti un numero maggiore di muscoli rispetto alla capovolta eseguita partendo da posizione prona.

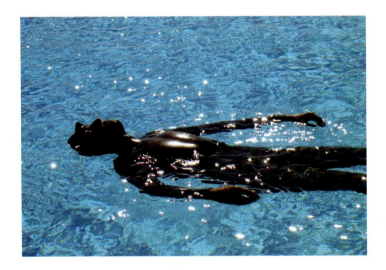

Figura 102 – Galleggiamento supino

■ L'ULTIMO RESPIRO

Il nostro zaino d'aria costituito dai polmoni rappresenta la riserva sulla quale contare nei momenti finali dell'apnea e/o per la compensazione a quote profonde.

L'ultimo respiro è dunque fondamentale per migliorare le nostre prestazioni sia in autonomia sia in profondità.

Personalmente ritengo che, rimanendo nei termini di agio e rilassamento, si debba inspirare tanta aria quanto si è in grado di fare.

Questo concetto potrebbe, secondo alcuni di voi, fare a pugni con il concetto di rilassamento (vedi l'apnea statica ad esempio), ma sono fermamente convinto che allenando opportunamente l'elasticità diaframmatica e toracica si possa arrivare a un riempimento polmonare totale in assoluto rilassamento.

È chiaro che si arriverà a un riempimento polmonare totale in modo graduale.

La regola per non strafare è sempre la stessa: **ascoltarsi e assecondarsi**. Possiamo dividere l'ultimo atto respiratorio in due fasi principali. La prima comprende la prima parte di riempimento polmonare (fino al 70% circa) e la seconda tratta l'ultima fase inspiratoria.

Nella prima fase l'entrata dell'aria deve essere lenta, fluida e costante perché se invece inspirassimo rapidamente si creerebbero delle turbolenze a livello della trachea che non consentirebbero un corretto transito dell'aria fino ai polmoni. Ne conseguirebbe che la respirazione sarebbe superficiale e inefficace.

Per quanto riguarda la seconda fase inspiratoria una tecnica che potrebbe agevolare molto l'ultimo respiro è Sitali.

Rienunciamo quanto detto:

> *"si esegue l'ultima parte dell'inspirazione (circa il 30%) vocalizzando le lettere A e infine O.*
> *L'effetto complessivo di questa aspirazione di aria sarà AAAA-AAAOOOOO; la AAA ha lo scopo di aumentare al massimo l'apertura della bocca per agevolare la massima entrata di aria a livello polmonare la OOO invece ha ruolo di chiusura. Una sorta di fiocchetto che mi permette di incamerare aria fino alla glottide".*

A questo punto, se avete eseguito correttamente questa manovra, il diaframma sarà appiattito e i polmoni quasi completamente pieni.

In fase inspiratoria il diaframma compie un movimento attivo ed è perciò naturalmente contratto, se prestate attenzione dopo una brevissima apnea che segue l'ultima profonda inspirazione sentirete il diaframma rilassarsi e abbassarsi ancora un po', eccovi pronti per l'ultima piccola inspirazione finale che vi permetterà realmente di fare il "pieno d'aria".

Ecco fatto! Siete pronti.

■ LA CARPA

Sarà capitato a molti di voi di vedere atleti che, dopo l'ultimo inspiro, iniziano a fare delle strane smorfie come se stessero succhiando aria da una cannuccia invisibile.

Questa tecnica denominata "carpa" (perché ne ricorda il boccheggio) viene utilizzata per pompare ulteriormente aria nei polmoni.

Alcuni apneisti professionisti riescono a "pompare" fino a 4 litri di aria oltre il volume massimo di inspirazione (passando da 8 a 12 litri di aria).

Questa condizione determina un aumento della pressione all'interno della struttura polmonare che tende ad aumentare ulteriormente il proprio volume.

Purtroppo **questa manovra può essere pericolosa** in quanto i polmoni non sono dotati di terminazioni nervose della sensibilità, perciò la loro iperestensione non induce sensazione di dolore.

In questa pratica dunque, l'apneista potrebbe esagerare al punto che i polmoni non sarebbero più in grado di reggere la pressione e cederebbero con lacerazioni della pleura più o meno gravi.

Personalmente ritengo che questa tecnica sia, soprattutto per coloro che praticano da poco l'apnea, una rischiosa scorciatoia per incamerare tanta aria senza però conoscere e avere consapevolezza del proprio sistema respiratorio.

Sono certo che attraverso la pratica costante delle tecniche di respirazione precedentemente descritte si possa raggiungere un controllo diaframmatico e un'elasticità toracica che consentano di inspirare enormi quantità di aria senza incappare in tecniche potenzialmente pericolose.

Lo stesso Umberto Pelizzari, durante uno dei nostri incontri in Mar Rosso, ha affermato di non utilizzare la carpa in quanto dotato di un'ottima mobilità diaframmatica. Questa condizione gli permette, infatti, di incamerare in modo rilassato numerosi litri di aria necessari alle sue straordinarie prestazioni.

9 / L'IMPORTANZA DELL'ALLENAMENTO FISICO

Dopo aver scritto pagine sulla respirazione e sui suoi innumerevoli benefici, sul rilassamento e sull'ossigenazione cellulare, è indispensabile accennare anche alle generiche condizioni di allenamento fisico.

Se il corpo, e in particolare muscoli e sistema circolatorio, non sono pronti a utilizzare tutti questi vantaggi indotti dalla respirazione il nostro lavoro sarà in buona parte perduto.

Sarebbe come vivere in un condominio dotato di un efficientissimo sistema di depurazione dell'acqua e una pompa potentissima, ma con piccolissimi tubi che trasportano l'acqua male e con grande difficoltà.

Nel paragrafo successivo si accenna pertanto all'importanza di una preparazione fisica opportuna per rendere più efficiente, rilassante e sicura la pratica dell'apnea.

Non a caso anche lo yoga richiede alla base della pratica un corpo forte, elastico e consapevole e il raggiungimento di questa condizione è raggiungibile attraverso l'esecuzione di posture dette "asâna".

■ALLENARE IL SISTEMA VASCOLARE

Un diaframma mobile dei polmoni efficienti sono dunque solo il primo passo: resta ora da allenare la rete di distribuzione del sangue ricco di ossigeno.

Una rete di distribuzione atrofizzata o intasata da tossine sarà sicuramente meno efficiente e anche se il sangue sarà ben ossigenato, le sue capacità di circolazione saranno modeste.

Il sistema vascolare ha, infatti, il compito di distribuire capillarmente l'ossigeno e la sua capacità di trasporto può essere incrementata attraverso l'allenamento aerobico.

Questa capacità viene chiamata VO_2 max e il suo valore indica la massima quantità di ossigeno che il corpo è in grado di utilizzare durante un'intensa attivita fisica. L'unità di misura si esprime in millilitri per chilo di peso corporeo al minuto.

La VO_2 max dipende da molteplici variabili come il ritmo cardiaco, il volume di sangue pompato a ogni battito e dalla capacità dei muscoli di metabolizzare ossigeno estraendolo dal sangue.

Per capire meglio questo dato mettiamo a confronto i dati di tre soggetti con stili di vita profondamente diversi:

	MARATONETA PROFESSIONISTA	ATLETA RICREATIVO	PERSONA SEDENTARIA
ETÀ	37	60	35
PESO	61 kg	75 kg	78 kg
STATURA	177 cm	176 cm	173 cm
GRASSO CORPOREO	5,3%	16,2%	35%
ATTIVITÀ FISICA QUOTIDIANA	2 ore/gg	1 ora/gg	nulla
DIAMETRO ARTERIA ILIACA	12 mm	8 mm	6 mm
VO_2 max	76ml	41,9 ml	35,3ml

Tabella 7

Dai dati esaminati si può constatare che la condizione di forma coinvolge necessariamente tutto il corpo e difficilmente tale condizione è riducibile a un solo distretto corporeo.

Sicuramente i vari sport accentueranno lo sviluppo dei vari distretti in modo differente, ma sarà sempre l'intero corpo a trarne beneficio.

La regola è pertanto **fate sport**, qualunque esso sia. Naturalmente il miglior modo per migliorare in apnea è fare apnea, ma nei periodi invernali in cui la pratica in mare decresce andate a correre, a nuotare, andate in bicicletta, trovate ciò che più vi entusiasma e programmate i vostri allenamenti.

Per i più motivati è possibile programmare annualmente il carico di lavoro in visione di dover arrivare allo stato di forma per un preciso appuntamento.

In questo caso non improvvisate, ma è opportuno affidarsi a preparatori atletici specializzati che vi consiglieranno il percorso di allenamento migliore per voi.

10 / LA FORZA DEL PENSIERO

Sono un convinto assertore che il pensiero sia in grado di influenzare il risultato di un qualsiasi evento.

Una motivata predisposizione al successo aumenta le probabilità dello stesso. Quando invece si insinua il tarlo del dubbio il pensiero perde la sua potenza e può addirittura evocare i risultati opposti.

La consapevolezza di questo fatto può realmente fare la differenza ed è proprio questa consapevolezza che ci può permettere di usare nel modo migliore tutte le nostre energie e i nostri pensieri.

Con la parola pensiero non intendo, però, indicare necessariamente una attività puramente mentale, ma amo descriverlo, forse impropriamente, come una voce interiore che può nascere spontaneamente o che può originare a livello mentale per poi essere orientata in una determinata direzione.

Per provare a spiegare meglio questo concetto, proverò a individuare alcune categorie di pensieri che possono insorgere negli apneisti.

■ LE PAURE

La paura è un aspetto assolutamente naturale e necessario alla vita e alla pratica dell'apnea. Essa, infatti, consente di non spingersi in azioni che potrebbero essere pericolose per la propria vita.

Questo meccanismo istintivo si manifesta ogni qual volta ci si deve cimentare in compiti poco conosciuti o assolutamente ignoti.

La mancanza di paura non è coraggio, ma incoscienza.

Il coraggio è la capacità di affrontare in modo graduale un compito, conoscerlo, ripeterlo e valutare i propri limiti reali. Arrivati a questo punto solitamente la paura degrada e i limiti si spostano sempre più.

Nell'eliminazione delle paure gioca un ruolo fondamentale il processo di apprendimento.

Ogni volta che, nel nostro caso, si esegue una prestazione apneistica, vengono immagazzinate a livello conscio e inconscio una quantità innumerevoli di informazioni che ci permetteranno di gestire meglio e con più disinvoltura le ripetizioni successive.

Ecco perché il miglior modo di eliminare le paure è quello di affrontare in modo graduale (e seguito da un "maestro" qualunque sia la "materia") il compito e ripeterlo frequentemente.

Frequentare un corso di apnea e/o di yoga, ci permette infatti di scoprire le meraviglie del nostro corpo e vi assicuro che le vostre paure si trasformeranno in meraviglia, stupore e passione.

■LE ASPETTATIVE

La voglia di migliorare e di ottimizzare le proprie prestazioni è assolutamente naturale, ma le aspettative possono generare una sorta di ansia da prestazione, generando così il risultato inverso.

La motivazione spinge a fare meglio, mentre l'aspettativa genera una situazione di obbligo, un'autoimposizione che toglie serenità e rilassamento durante la prestazione.

È molto importante, invece, sapere valutare di giorno in giorno il proprio contesto psicofisico in modo da non spingersi oltre le proprie capacità (queste infatti variano di giorno in giorno).

L'approccio migliore è dunque la motivazione a fare bene e non il senso di dovere a fare il massimo.

Paradossalmente in certe pratiche dell'apnea dove non sono richieste particolari doti tecniche, come l'apnea statica, risulta più facile fare dei tempi discreti e incrementare le proprie prestazioni quando si è neofiti.

Questo accade perché le prime volte non si conosce esattamente che cosa si sta facendo e quali sensazioni si dovrebbero sentire.

I pensieri degli allievi che sono immersi per la loro prima apnea statica potrebbero essere il seguenti:

"...L'istruttore ha detto che fino alle prime contrazioni diaframmatiche non corro alcun pericolo e che questa sensazione di benessere senza respirare può essere anche molto lunga... e poi chissà come mi accorgo di queste contrazioni diaframmatiche..."

E intanto i secondi passano

"...eccola! Era una contrazione? Forse no... era solo una deglutizione... aspetto ancora un po'... eccola! Questa volta era proprio lei..."

Questa condizione, come potete notare, è di assoluta apertura all'ascolto, e in nessun modo il pensiero corre a obiettivi da raggiungere.

Questo approccio dovrebbe essere comune anche ai veterani che invece, a causa dell'esperienza e delle aspettative, si possono trovare a fare pensieri di altro genere:

"…Cavolo! Già una contrazione… Saranno passati al massimo 2 minuti… come faccio ora ad arrivare a 5 minuti… mi toccherà soffrire un bel po'!"

Questi sono solo degli esempi ipotetici di come l'esperienza può generare delle situazioni di disagio.
Dobbiamo essere noi a orientare il pensiero secondo determinate strade.

■ IL PERCORSO MENTALE

Un modo per evitare che i pensieri scorrano in modo casuale è quello di arginarli in un percorso obbligato. Anche il pensiero positivo può essere allenato.
Un primo passo per eliminare alcune componenti stressogene della prestazione apneistica consiste nel visualizzarla e viverla mentalmente prima.

Se, ad esempio, dovete fare un tuffo in assetto costante, immaginatene ogni sua parte, ogni piccolo particolare e ogni sensazione a esso associata.
Partite dalla respirazione in superficie, poi l'ultimo respiro, la capovolta, la pinneggiata, le prime compensazioni di maschera e orecchie, la caduta, il richiamo del diaframma e le compensazioni più difficoltose a elevate profondità, la virata sul fondo, le prime pinneggiate potenti della risalita, le prime contrazioni diaframmatiche e le gambe che diventano pesanti, la riemersione, la presa della boa e la respirazione finale.
Fatto!
Bene, vedrete che il tuffo reale sarà un po' più semplice perché sarà già la seconda volta che lo vivete.

Il passo successivo è vivere in assoluto abbandono e ascolto la prima parte dell'apnea, quella più semplice, qualunque essa sia.
Questo momento di godimento dato dalla fase di benessere, consente di ricaricarsi di energie emotive positive che agevoleranno le tappe successive.
Imperativo assoluto è godersi il presente: inutile attendere il disagio o la sofferenza rovinando anche il momento in cui essa non esiste.
Quando la prestazione entra nella fase più difficile è il momento di ancorare il nostro pensiero a un percorso mentale che ci distoglie dal disagio e impedisce al pensiero casuale di trascinarvi chissà dove.
Scegliete il percorso che più vi aggrada in funzione di quelle che sono le vostre chiavi di accesso al rilassamento.
Potete visualizzare delle situazione piacevoli come dei paesaggi che evocano in voi pace o potete lavorare invece sulla concentrazione e sul rilassamento a livello corporeo.

In questo viaggio mentale non ci sono regole, vale tutto ciò che vi dona benessere e sensazioni di rilassamento.

In tutto questo percorso relativo al pensiero gioca un ruolo fondamentale la consapevolezza; essa può essere definita come un'oggettiva considerazione di se stessi e del contesto nel quale si è immersi cercando di uscire da condizionamenti.

■ IL PENSIERO POSITIVO

Se vi dico:

"non immaginate una scimmia rosa con la coda verde"

la prima cosa che farete inconsciamente sarà quella di visualizzare mentalmente la scimmia rosa con la coda verde per poi rimuoverla dalla vostra mente attraverso qualche altro processo di visualizzazione.

Questo strano esempio serve per spiegare come il cervello umano non sia in grado di visualizzare le negazioni e per capire che per raggiungere un corretto stato di rilassamento sia necessario immaginare delle situazioni positive.
Quando ci troveremo dunque a praticare delle tecniche di rilassamento e dovremo guidare il nostro pensiero, dovremo evitare frasi del tipo: "non sono nervoso, non sono triste, non mi sento contratto, etc.".
Queste frasi, infatti, determinano la visualizzazione di situazioni negative, inducendo l'effetto opposto a quello desiderato.
Sarà opportuno pertanto, "immergersi" in un pensiero positivo fatto di frasi come: "sono rilassato, sono energico, sono felice, mi sento pieno di forze, etc.".
Solo in questo modo saremo in grado di richiamare pensieri realmente utili al rilassamento fisico e mentale.
Il corpo e il suo funzionamento sono solitamente concordi al pensiero, pertanto pensieri di paura, di rabbia o ansia impediranno la reale decontrazione fisica, anzi, il fisico si predisporrà a proteggersi da qualche cosa di potenzialmente dannoso.
Pensieri di fiducia, di gioia ed entusiasmo inducono invece la miglior risposta fisica perché il corpo è proiettato in azioni che produrranno effetti positivi.

■ LA MEDITAZIONE

La meditazione rappresenta un valido strumento per aumentare la propria consapevolezza.
Il significato di meditazione può variare: in occidente indica spesso e impropriamente delle tecniche di concentrazione e/o altre pratiche di carattere mentale.

Il significato orientale vede la meditazione come una reale espansione di coscienza tale da consentire una visione di se stessi e della realtà pari a ciò che è realmente.

La meditazione è intuizione o per parlare in termini yogici è illuminazione.

La meditazione consente di vivere le esperienze, compresa l'apnea, per ciò che è realmente, senza che la persona si identifichi nelle sue ambizioni, paure e condizionamenti.

Ritengo che l'apnea possa essere vissuta anche come un'esperienza meditativa. I massimi risultati, infatti, si ottengono quando ci si riesce ad abbandonare al mare.

Una citazione di questa piccola storia tratta dal libro "Corso di apnea" di Umberto Pelizzari e Stefano Tovaglieri, consente di comprendere meglio il concetto di abbandono ed espansione di coscienza.

> "Il vecchio pescatore maldiviano Brisbè:
> – …Ti ho visto andare in mare oggi. Complimenti! –, dice nel suo inglese incerto. – Mi piace come vai sott'acqua. Sono solo un vecchio pescatore, ma permettimi di darti un consiglio. Ricordati che si può andare sott'acqua in due modi.
> Così dicendo, tira fuori un pezzetto di corallo e lo getta in mare; poi prende un mezza noce di cocco e fa colare in acqua quel liquido zuccherino e biancastro: – Vedi –, continua, – corallo e latte sono ora insieme nell'acqua. Però il corallo resta corallo, mentre il latte di cocco ora è mare: quando vai sott'acqua non devi fare come il corallo, ma come il cocco. Quando ti immergi in apnea non devi contrapporti al mare, non dovete esserci tu, il tuo corpo, la tua pelle e il mare, ma ogni componente del tuo essere deve divenire tutt'uno con l'acqua…"

Le nostre barriere mentali ci impediscono spesso di entrare in sintonia con gli ambienti che ci circondano; la meditazione consente invece di aprirsi all'ascolto, rimuovendo i blocchi dati dal giudizio e dall'aspettativa.

Ecco perché consiglio vivamente di provare ad avvicinarsi al mondo della meditazione (naturalmente affiancati da persone qualificate).

Gli apneisti riscontreranno inoltre, che questa pratica ha molti punti in comune con l'apnea e le due discipline potranno agevolarsi vicendevolmente.

11 / SEQUENZE ESEMPIO

■ SEQUENZE ESEMPIO
DA PRATICARE PRIMA DI UNA SESSIONE
DI ALLENAMENTO

La pratica del pranayama e delle tecniche di respirazione è possibile in ogni momento salvo, come già detto, immediatamente dopo i pasti.
L'esercizio frequente aiuta a ottimizzare le proprie capacità e ne rende sempre più disinvolta l'esecuzione.
È molto importante avanzare in modo graduale e progressivo; iniziate dalle pratiche più semplici e quando le avrete automatizzate, progredite nella pratica.
La disciplina è necessaria per la crescita, non cambiate frequentemente le sequenze di esercizi che decidete di fare: soffermatevi su di essi cercando di afferrarne i profondi significati. In questa disciplina la fretta non paga.

Nelle righe successive troverete delle sequenze esempio che potranno agevolarvi all'inizio.
Proprio perché queste sequenze precedono la sessione di allenamento è bene che non siano troppo lunghe. Per lavorare al meglio sulla concentrazione (ricordando che essa dovrà essere mantenuta anche durante l'allenamento) avranno una durata compresa tra i 20 e i 30 minuti.

■ SEQUENZE PROPEDEUTICHE ALL'APNEA STATICA

Per agevolare l'apnea statica bisogna individuare e agire su quegli elementi che la caratterizzano.

Attraverso lo svolgimento di pratiche specifiche si cerca di innescare delle risposte fisiologiche che potranno ottimizzare la prestazione.

DOVRETE DUNQUE LAVORARE SULLE SEGUENTI VARIABILI:

- Rallentamento respiratorio e cardiaco
- Decontrazione muscolare
- Induzione alla respirazione cellulare
- Stimolazione del riflesso d'immersione
- Elasticità toracica

SEQUENZA STATICA – ESEMPIO 1

- Jala Neti (Doccia Nasale)
- Nādi Sodhana
- Tabella respirazione triangolare
- Anuloma Viloma

SEQUENZA STATICA – ESEMPIO 2

- Jala Neti (Doccia Nasale)
- Anuloma Viloma
- Nauli
- Tabella respirazione quadratica

SEQUENZA STATICA – ESEMPIO 3

- Jala Neti (Doccia Nasale)
- Sitali
- Nauli
- Prāna Mudra

■SEQUENZE PROPEDEUTICHE ALL'APNEA DINAMICA

Nell'apnea dinamica si uniscono variabili di apnea al movimento continuo dato dalle specialità. Si dovrà dunque provvedere a riscaldare le capacità apneistiche, tenendo in considerazione il coinvolgimento fisico.

Nella statica si cerca di ottenere gli effetti massimi del rilassamento e le sequenze prevedono pochi movimenti fisici al fine di ridurre la circolazione periferica al minimo.

Preparandosi alla dinamica, invece, il rilassamento sarà coordinato al movimento. Pertanto, le sequenze saranno leggermente diverse e anche durante la pratica del movimento si cercherà di mantenere dei ritmi respiratori e cardiaci ridotti.

DOVRETE DUNQUE LAVORARE SULLE SEGUENTI VARIABILI:

- Rallentamento respiratorio e cardiaco associato al movimento
- Decontrazione muscolare
- Induzione alla respirazione cellulare
- Stimolazione del riflesso di immersione
- Elasticità toracica associata a posture

SEQUENZA DINAMICA – ESEMPIO 1

- Jala Neti (Doccia Nasale)
- Nauli
- Prāna Mudra
- Elasticizzare la porzione toracica alta

SEQUENZA DINAMICA – ESEMPIO 2

- Jala Neti (Doccia Nasale)
- Anuloma Viloma
- Tabella respirazione triangolare
- Elasticizzare la porzione toracica laterale

SEQUENZA DINAMICA – ESEMPIO 3

- Jala Neti (Doccia Nasale)
- Sitali
- Prāna Mudra
- Torsione associata all'elasticizzazione della porzione toracica laterale

■SEQUENZE PROPEDEUTICHE ALL'APNEA IN ASSETTO COSTANTE

Progredendo nella descrizione delle varie discipline si nota l'aumento delle variabili che agiscono sulla prestazione.

Nell'apnea in assetto costante, oltre all'apnea stessa e al movimento associato alla pinneggiata, il corpo dovrà affrontare anche la pressione indotta dalla profondità.

L'esercitazione diaframmatica prima di un allenamento può pertanto essere di aiuto.

DOVRETE DUNQUE LAVORARE SULLE SEGUENTI VARIABILI:

- Rallentamento respiratorio e cardiaco
- Decontrazione muscolare
- Induzione alla respirazione cellulare
- Stimolazione del riflesso di immersione
- Elasticità toracica associata a posture
- Stimolazione diaframmatica

SEQUENZA COSTANTE – ESEMPIO 1

- Jala Neti (Doccia Nasale)
- Nãdi Sodhana
- Richiamo del diaframma
- Nauli
- Tabella respirazione quadratica
- Anuloma Viloma

SEQUENZA COSTANTE – ESEMPIO 2

- Jala Neti (Doccia Nasale)
- Silati
- Anuloma Viloma
- Kapalabathi
- Prāna Mudra

118 TECNICHE DI RESPIRAZIONE PER APNEA

SEQUENZA COSTANTE – ESEMPIO 3

- Jala Neti (Doccia Nasale)
- Sitali
- Nauli
- Uddhyana Bandha
- Prāna Mudra
- Respirazione quadratica

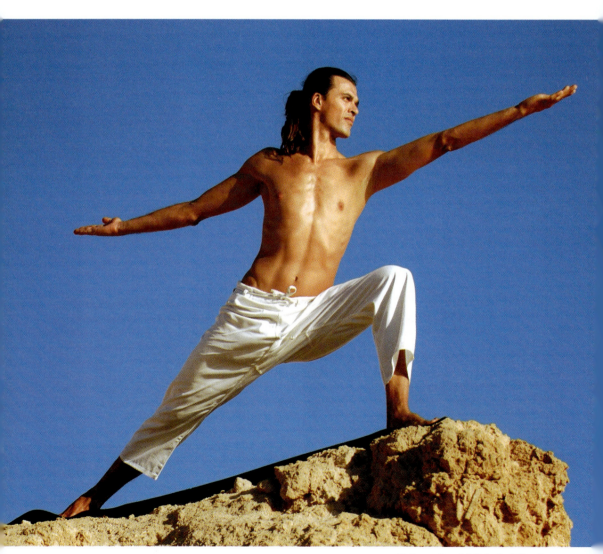

Fotografia di Michele D'Incà

CONCLUSIONI

Con il presente manuale spero di aver fornito un valido strumento di crescita e sarò lieto di rispondere a eventuali chiarimenti e confrontarmi con i lettori che si cimenteranno in queste tecniche.

Ribadisco che l'acquisizione di questi meccanismi, di respirazione e rilassamento, è possibile solo se ci si dedica a una pratica costante nel tempo.

Meglio esercitarsi dieci minuti ogni giorno che due ore una volta alla settimana.

La maturazione respiratoria si ottiene nel tempo, affrettarsi in pratiche nuove quando quelle vecchie non sono ancora automatizzate rende il lavoro inefficace e spesso frustrante.

Concedetevi il tempo di conoscervi, non giudicatevi se i risultati non arrivano subito e soprattutto divertitevi nel praticare l'apnea e le discipline a essa correlate.

Il gioco è un aspetto fondamentale dell'apprendimento, non soffermatevi solamente a quanto scritto e se avete delle intuizioni su come modificare gli esercizi proposti non esitate a sperimentarle.

La buona regola per la salvaguardia, è quella di fare cose che ci danno benessere sia fisico sia psichico: non spingetevi in esercizi che non vi provocano sensazioni positive.

Se infine, avete la possibilità di confrontarvi con altri o potete seguire degli istruttori di apnea e di yoga avrete ulteriori possibilità di raffronto e probabilità di crescita.

Buon blu a tutti voi!

FEDERICO

BIBLIOGRAFIA

Corso di apnea, Umberto Pelizzari e Stefano Tovaglieri, Mursia
L'uomo delfino, Jaques Mayol, Giunti
Pranayama, la dinamica del respiro, Andrè Van Lysebeth, Astrolabio
Imparo lo yoga, Andrè Van Lysebeth, Mursia
Il libro completo delle tecniche yoga, Alberto Stipo, Promolibri Magnanelli
La scienza dello yoga. Commento agli yogasutra di Patañjali, I.K. Taimni, Ubaldini Editore
Lo zen e il tiro con l'arco, Eugen Herrigel, Adelphi
Il profumo, Patrick Süskind, Tea Due
Argomenti di Fisiologia e Nutrizione dell'apnea, Nicola Sponsiello, Editeam
La fisica dell'anima, Fabio Marchesi, Tecniche Nuove
Exotropia, Fabio Marchesi, Tecniche Nuove
Come ottenere il meglio da sé e dagli altri, Anthony Robbins, Tascabili Bompiani
Il milionario, Mark Fisher, Romanzo Bompiani
Scuola di nuoto, Mario Andolfi e Marco Parigiani, Zanichelli
Respirare, Thierry Janssen, Feltrinelli
Guarire, David Servan, Schreiber, Sperling & Kupfer
Ai limiti del corpo, National Geographic, settembre 2000